会说话的按摩书

王道全
教你给宝宝
按摩

王道全 主编

著名中医推拿专家、山东中医药大学教授
全国统编教材《推拿学》前主要撰写人
中华中医药学会推拿分会常委
山东省名中医药专家

39种小儿推拿手法
102个常用穴位
38种常见病症的治疗
195幅手法穴位诊疗图

U0643478

山东城市出版传媒集团·济南出版社

图书在版编目（ＣＩＰ）数据

王道全教你给宝宝按摩／王道全主编. —济南：
济南出版社，2015.9（2023.7重印）
（会说话的按摩书）
ISBN 978－7－5488－1765－9

Ⅰ.①王…　Ⅱ.①王…　Ⅲ.①婴幼儿—按摩—基本知识
Ⅳ.①R174

中国版本图书馆 CIP 数据核字（2015）第 212499 号

王道全教你给宝宝按摩
WANG DAOQUAN JIAONI GEI BAOBAO ANMO

出　版　人　田俊林
责任编辑　张所建
封面设计　侯文英

出版发行　济南出版社
地　　址　济南市二环南路 1 号（250002）
发行热线　0531－68810229　86116641　86131730
印　　刷　济南继东彩艺印刷有限公司
版　　次　2015 年 9 月第 1 版
印　　次　2023 年 7 月第 5 次印刷
成品尺寸　170 mm×240 mm　16 开
印　　张　12.5
字　　数　187 千
印　　数　20101－25100 册
定　　价　49.00 元

（济南版图书，如有印装质量问题,可随时调换。电话:0531－86131716）

本书编委会

主　　编　　王道全

副 主 编　　王　琳　　王　进　　李　静　　王　伟
　　　　　　陈翰翰

编　　者　　李志远　　康林林　　崔晓鲁　　周长春
　　　　　　李　娜　　祁小非　　石元哲

操作指导　　王道全

摄　　影　　李博文

摄　　像　　李博文

制　　图　　李博文　　张　倩　　王百英　　郑　榕

视频制作　　李博文

操作示范　　王道全　　李　娜　　石元哲　　祁小非
　　　　　　张文锴　　杜　咏　　张皓宁

主编简介

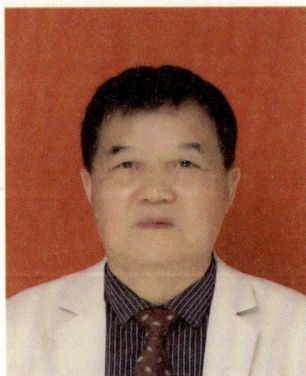

王道全 知名专家、教授、主任医师

王道全，山东省名中医药专家，山东省知名专家，山东省五级中医药师承教育项目指导老师，山东中医药大学教授、硕士研究生导师，山东省中医院主任医师，山东中医药大学第六届教学名师。曾任山东中医药大学推拿学教研室主任兼临床教研室主任，山东省中医院推拿科主任，山东省精品课程《推拿学》《小儿推拿》课程负责人，山东中医药大学《推拿治疗学》精品课程负责人，山东中医药大学推拿学优秀教学团队负责人，山东中医药大学教学督导委员会督导员，国家中医药管理局中医师资格认证中心命审题专家，中华中医药学会推拿分会常务委员、中华中医药学会整脊分会常务委员、中国针灸学会针推专业委员会常委、中华人民共和国劳动和社会保障部专业技能鉴定保健按摩师高级考评员，山东省职业技能鉴定按摩师考评员、山东省科技计划与科技成果评审专家，《中华现代中西医杂志》《中华临床医学杂志》编委、《山东中医杂志》《山东中医药大学学报》审稿专家，济南市健康保健行业协会小儿推拿行业服务标准制定委员会名誉主任委员等。获省部级奖4项，厅局级奖6项。主编、副主编、编写推拿学著作和教材45部，其中主编"十二五"高等中医药院校规划教材《推拿医籍选》一部，连续副主编高等中医药院校 国家"十五""十一五""十二五""十三五"规划教材《推拿学》《针灸推拿学》等。发表推拿学术论文120余篇，培养推拿硕士研究生63名，曾应邀到国内高等中医药院校及国外日本大阪市等进行推拿学术交流。

从事中医推拿临床工作49年，擅长利用推拿辨证治疗小儿常见病、多发病及疑难杂症，如小儿肌性斜颈、急慢性泄泻、呕吐、腹痛、腹胀、胃痛、呃逆、厌食、便秘、脱肛、疳积、感冒、咳嗽、发热、夜啼、遗尿、鹅口疮、近视、鼻炎、流涎、湿疹、桡骨头半脱位、小儿抽动症、各部位软组织损伤等，临床经验丰富，治疗效果显著。强调辨证论治，精确选穴，手法娴熟，轻快柔和，治疗时间短，疗效好，患儿舒适不哭闹，深受广大患儿家长的欢迎，并首次提出了小儿推拿补泻六则，形成了独特的个人学术风格。

前　言

　　小儿按摩又称小儿推拿。按摩，历史悠久，源远流长，自成体系，独具一格，是我国传统医疗方法中的一种。它具有简便易行、易于掌握、无副作用、安全可靠、疗效显著等优点，深受广大群众欢迎。为了进一步提高小儿推拿医疗技术水平，满足广大家长及推拿爱好者防治小儿疾病的需要，作者通过40多年教学、医疗、科研的体验，编著了本书，以飨读者。

　　本书主要介绍了小儿推拿的基本知识，以及39种小儿推拿手法，102个常用穴位，38种常见病症的治疗，收入典型验案26例，并插有手法穴位诊疗彩图195幅。为了便于广大家长和其他读者学习运用，书末附有穴位、复合手法与穴位功用归类表。

　　本书全面系统、图文并茂、内容丰富、通俗易懂、切合实用，是一部学习小儿推拿疗法的入门书。本书特别适用于广大家长学习推拿，为孩子防病治病；也可供从事推拿临床、教学、科研的工作者及医学院校在校师生、基层医务人员、保育员等学习参考。

编者于山东中医药大学附属医院

2015 年 8 月

目 录

目
录

第一章　小儿推拿的基础知识

第一节　小儿推拿简史

小儿推拿又称小儿按摩，是古代劳动人民在长期与疾病做斗争的实践中不断发展、充实起来的一门学科。早在两千多年前的春秋战国时期就有《黄帝岐伯·按摩十卷》。晋代《肘后备急方》记载了用小儿捏脊疗法治疗卒腹痛——疳积、积滞，掐人中治突然昏厥等。隋唐时代在"太医院"设有按摩科，如唐代《千金要方》中运用膏摩治疗小儿鼻塞流涕、夜啼、腹胀、不能乳食。宋代的《颅囟经》，是我国最早的一部儿科专著。明代形成了小儿推拿的独特体系，有《小儿按摩经》问世，这是我国现存最早的一部推拿专著，还有著名的《小儿推拿方脉活婴秘旨全书》等著作；在当时设立的医疗机构"太医院"中医十三科中，又再次成立了按摩科，小儿推拿理论水平不断提高，临床上已积累了丰富的治病经验。到了清代，"太医院"虽不设按摩科，但由于按摩疗效卓著，受到人们的欢迎，因此在民间仍有较大发展；并有大量的推拿专著问世，如《小儿推拿广意》《幼科推拿秘书》《厘正按摩要术》等，内容丰富，理论系统。新中国成立后，小儿推拿蓬勃发展，有关推拿疗法的著作、论文胜于任何时代，治疗的病症也越来越广，且疗效甚佳。改革开放以来，随着中医走出国门，该疗法在国外也备受欢迎。

第二节 小儿推拿疗法的特点

1.治疗范围广。小儿推拿治疗可涉及内、外、五官、神经、骨伤科等病症，如在小儿腹泻、呕吐、疳积、厌食、便秘、腹痛、脱肛、痢疾、感冒、咳嗽、哮喘、支气管肺炎、发热、遗尿、尿潴留、夜啼、肌性斜颈、落枕、桡骨小头半脱位、臂丛神经损伤、婴儿瘫后遗症、近视、鹅口疮、鼻炎、牙痛、惊风、佝偻病等方面的治疗，均有独到的效果。

2.疗效显著。小儿推拿对常见病、多发病均有较好的疗效，尤其是对消化道病症疗效最佳，如婴幼儿腹泻等，一般1～3次即可治愈。对小儿某些慢性病及疑难病症也有显著效果。

3.安全可靠，无副作用。小儿推拿治病，只要辨证选用穴位与手法，耐心细致操作，一般不会发生不良反应和医疗事故。

4.经济简便。小儿推拿不需要复杂的医疗设备，只要技术熟练，随时随地都可防病治病，在城市与广大农村均可推广应用。

5.患儿易于接受。小儿推拿不用服药和打针，不会给孩子带来打针和服药的恐惧感，因而易被小儿所接受。

6.提高免疫能力。推拿能增强人体的白细胞及网状内皮系统细胞的吞噬功能，具有抗炎、退热、提高免疫力等作用，对小儿的生长发育具有良好的影响。因此，小儿推拿既可防病，又可治病。

第三节 小儿推拿注意事项

1.医生或家长的手指甲必须剪修圆滑、长短适宜，以不触痛患儿皮肤为宜。

2.天气寒冷时，医生或家长先将手搓热，待手暖后方可操作，以防刺激患儿不能很好地合作；室内保持适宜的温度，不可过冷或过热，空气要流通，环境要安静，避免小儿吹风着凉。

3. 医生或家长态度要和蔼，要细心、耐心，认真操作。

4. 推拿手法要求轻快柔和、平稳着实，即操作时用力宜轻、速度宜快，均匀着力、刚柔相济。

5. 推拿顺序，在临床上一般有三种方法，可根据情况灵活运用。①从人体最上部开始，依次向下按穴操作，如先推头面部穴位，再依次推上肢、胸腹、背腰、下肢部穴位。②先推主穴，后推配穴。③先推配穴，后推主穴。不管采用哪种方法，无论主穴、配穴，如果需要运用掐、拿、捏等强刺激手法，应最后操作，以免刺激患儿哭闹，影响操作进行和治疗效果。

6. 推拿的时间。每次推拿的时间，应根据患儿年龄的大小、病情的轻重、体质的强弱而定，一般婴幼儿治疗一次 5 ~ 10 分钟；若患儿年龄大、病变部位多（如小儿麻痹症等），时间可适当延长，但一般不超过 20 分钟。通常每日或隔日推拿 1 次；某些急性病如高热等，每日可推拿 2 次。急性病一般 3 ~ 6 次为 1 个疗程；慢性病一般 12 次为 1 个疗程，休息 3 ~ 5 天后可进行下一疗程，也可连续治疗。

7. 上肢部穴位，习惯只推左侧，无男女之分，如五经、八卦、小天心等穴；其他部位一般用双穴，如太阳、迎香、乳根、天枢、脾俞、足三里、涌泉等穴。

8. 治疗时需要配用一些推拿介质，其目的是润滑患儿皮肤，防止擦伤，提高治疗效果。

9. 患儿骨折、皮肤病、出血等部位一般不宜推拿，急性传染病需治疗时应注意隔离。

第四节　小儿推拿常用介质

推拿时在手上沾适量粉末、油或水，以润滑小儿皮肤，增强手法的治疗作用，这些粉末、油或水就叫介质。推拿常用的介质有以下几种。

1. 滑石粉。即医用滑石粉，一年四季皆可用之。主要起滑润皮肤的作用。

2. 薄荷水。取少量薄荷，用水浸泡后，滤汁去渣，即可应用。夏天小儿推拿时多用之。有滑润皮肤、清热解表的作用。

3. 姜水。把生姜捣烂，滤汁去渣，然后加入适量的水，便可应用，冬春季节多用之。有滑润皮肤、温阳散寒、发汗解表的作用。

4. 葱水。取葱白切碎，用适量酒精浸泡 24 小时后，滤汁去渣，即可应用，多在冬春季节用之。有滑润皮肤、散寒解表的作用。

5. 鸡蛋清。取鸡蛋 1 个，打一小洞，取蛋清使用。有润滑皮肤、清热的作用。

6. 麻油（即芝麻油）。它是古代常用的润滑剂，我国民间多用于刮法推拿中。有滑润皮肤、温通经络的作用。

7. 冬青油。这是醛类有机溶剂，产热力强，且较深透。也可将冬青油与凡士林、薄荷油等配成混合液，称为冬绿膏，常用比例见表 1。

表 1　冬绿膏的配制比例

名称	冬天	夏天
冬青油	17%	15%
薄荷脑（油）	3%	5%
凡士林	80%	80%

第五节　小儿生长发育特点

生长发育是小儿时期不同于成人的最根本的生理特点。一般"生长"表示身体形态的增长，"发育"表示组织器官功能活动的进展。二者相互关联，故称为生长发育。因此，掌握有关生长发育的基本规律，熟悉健康小儿的正常标准，对于小儿疾病的防治与保健具有重要意义。

一、年龄分期

1. 胎儿期。从受孕到分娩约 40 周，称胎儿期。从孕期 28 周到出生

7天则称为围产期。胎儿期和围产期是关系着胎儿能否健康发育至成人的重要阶段，也就是先天禀赋足与不足的阶段。此期应当注意胎教、护胎和养胎，所以孕妇要保证足够的休息时间和丰富的营养，心情要舒畅，夫妻生活要和谐。还要注意孕期卫生与防止得病，即使得了病也要忌服对胎儿有不良影响的药物，以防胎儿畸形。

2. 新生儿期（出生～满月）。胎儿离开母体由胎内生活转为胎外生活，主要特点是：

（1）中枢神经系统发育尚未完善，大脑皮层兴奋性较低，除吮乳时间外，几乎整日睡眠。

（2）各器官从组织结构到功能均未发育完善，体温调节能力差，易受外界温度影响。

（3）从母体获得部分免疫，对某些疾病如麻疹、脊髓灰质炎、白喉等有先天免疫；后天免疫机能尚未形成，故防御力低，炎症易扩散。

（4）新生儿期有特殊的生理状态，包括：①生后2～3天出现生理性黄疸。②5天左右出现乳腺肿大，以8～10天最为明显，有的还分泌少量乳汁，男孩女孩皆可出现；乳房肿胀可在2～3周内渐渐消退，有的延长4～6周恢复正常。③女孩出生1周左右可能会出现假月经或白带，此为生理现象，几天后会自然消失。④有的新生儿在牙龈或上腭中线上长有黄白色的韧性颗粒，微微隆起，大小像芝麻粒，民间称为"马牙"，此由上皮细胞堆积而形成，一般2～3周后会自行消退，千万不可自行处理，以免引起感染。⑤脐带结扎后，一般5～10天内脱落；若脐凹处潮湿或有分泌物，应撒些消毒的滑石粉或用碘伏溶液涂患处，2周左右即可完全长好。

3. 婴儿期（满月～1周岁）。此期小儿生长发育迅速，代谢旺盛，其特点为：

（1）运动机能（如抬头、翻身等）发育很快，条件反射逐渐形成。

（2）各器官、组织结构渐趋完善，但功能尚未成熟。如高热量的营养需要与不成熟的消化功能处于矛盾的统一状态，此期消化功能有一定的适应能力，但又处于紧张状态，故易引起消化和营养紊乱。

（3）从母体获得的先天免疫逐渐消失（5～6个月），而后天免疫才开始形成但未健全。

（4）神经系统发育尚不完善，对于高热、毒素等的耐受性和调节功能较差，易发生高热惊厥和中毒性脑病。

4.幼儿期（1～3周岁）。此期发育慢于婴儿期，其特点为：

（1）开始行走，活动范围扩大，易导致外伤。

（2）与周围环境接触增多，丰富了许多概念，促进了语言思维的发育。

（3）营养的需要不断提高，此期乳齿已长出，对食物的质和量提出了新的要求。随着断乳和食物的急剧变更，消化和营养紊乱仍为常见疾病。

（4）在与外界接触的过程中，虽然具有了建立自动免疫的条件，但亦增加了感染的机会，故呼吸道感染与急性传染病的发病率较高。

5.学龄前期（又称幼童期，3～7周岁）。此期体格发育减慢而智力发育增快。其特点为：

（1）能用语言表达自己的思想和要求，求知欲强，好提问题，模仿性强，记忆力与理解力逐渐增强。

（2）炎症易于局限，疾病的经过渐接近成人，可见大叶性肺炎，出现变态反应性疾病如风湿病、肾炎、过敏性紫癜等。

（3）因活动范围广，接触传染病的机会多，故易发生传染病。

6.学龄期（又称儿童期，7～12周岁）。

（1）此期开始上学，与社会接触增多，因此应注重对儿童德、智、体三方面的教育。

（2）乳齿开始更换为恒牙，身体各器官、组织发育日趋完善，对疾病的抵抗力增强，急性传染病逐渐减少。

（3）疾病性质与表现接近成人，如变态反应性疾病增多。

二、生理常数

生理常数是根据健康小儿生长发育规律总结出的标准。凡符合标准者，为健康小儿；反之则显示小儿患有某种疾病并影响正常发育。

1. 体重。体重可以推测小儿的营养状况。体重在婴儿期增长迅速，而同龄小儿的体重在正常情况下，允许有个体差异的±10%的波动。测定体重最好在清晨空腹排尿后进行。

新生儿体重平均为 3 公斤，低于 2.5 公斤称为未成熟儿。出生后 3 个月体重增长最快，以后随着年龄的增长而逐渐减慢。各年龄阶段的体重，可按下列公式计算：

1~3 个月：体重（公斤）＝月龄×0.7＋3；

4~6 个月：体重（公斤）＝月龄×0.6＋3；

7~12 个月：体重（公斤）＝月龄×0.5＋3；

1 岁以上：体重（公斤）＝年龄×2＋8。

2. 身长。身长是反映骨骼系统发育的重要标志。身高的显著异常都表示小儿在患病，应引起重视。

新生儿身长约 50 厘米，出生后第 1 年增长 25 厘米，第 2 年增长约 10 厘米；2 岁以上每年平均增长 5 厘米，一般 2 岁后身长可用下列公式推算：

身长（厘米）＝周岁数×5＋75。

一般低于正常的 30%以上为异常，多见于侏儒症、佝偻病、糖尿病、呆小病、营养紊乱及某些先天性疾病。

3. 头围与囟门。新生儿的头围约 34 厘米，比胸围大 1~2 厘米。随着脑的发育，头围在出生后半年增长约 8 厘米，后半年增长 4 厘米。2~5 岁每年增长 1 厘米，以后每 2 年增长 1 厘米，7 岁时达 51 厘米，已接近成人。头围过小常为脑发育不全、头小畸形等，过大可能为解颅、脑积水等疾病。

后囟门一般于生后 3~4 个月闭合；前囟门呈菱形，至 1~1.5 岁

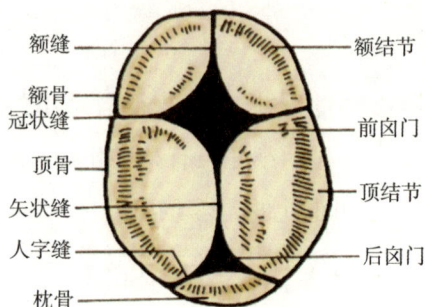

图1 小儿囟门上面观

闭合（图1）。囟门早闭且头围明显小于正常者，为小头畸形。囟门迟闭及头围大于正常者，见于解颅或佝偻病。

4. 胸围。胸围出生时约32厘米，第1年增长约12厘米，第2年增长约3厘米。1岁内胸围常小于头围，1岁时几乎相等，2岁以后胸围超过头围。佝偻病和营养不良者则胸围较小。

5. 牙齿。小儿出生后5～10个月开始出乳牙，亦有早在4个月、晚至11个月出牙者，均属于正常范围。若出牙过晚，多见于佝偻病患儿。一般20～30个月出齐20颗乳牙，6～7岁乳齿开始脱落换为恒牙。6～24个月正常小儿的牙齿数可用下列公式计算：

牙齿数 = 月龄 − 4（或6）。

6. 呼吸、脉搏和血压。

（1）呼吸：年龄越小，呼吸越快。1～3个月每分钟45～60次，4～6个月每分钟35～40次，6～12个月每分钟30～35次，1～3岁每分钟25～30次。

（2）脉搏：年龄愈小，脉搏愈快。1岁以内每分钟120～160次，1～3岁每分钟100～120次，3～5岁每分钟90～100次，5～7岁80～100次，7～12岁每分钟70～90次。

（3）血压：年龄越小，血压越低。1岁以上小儿收缩压可按下列公式计算：

年龄×2+10.7千帕（80毫米汞柱），舒张压约为收缩压的1/2～2/3。

7. 运动、语言和智力的发育。小儿出生后仅有非条件反射（觅食、吞咽、吸吮等）和不自主活动。运动、语言、智力的发育是伴随着神

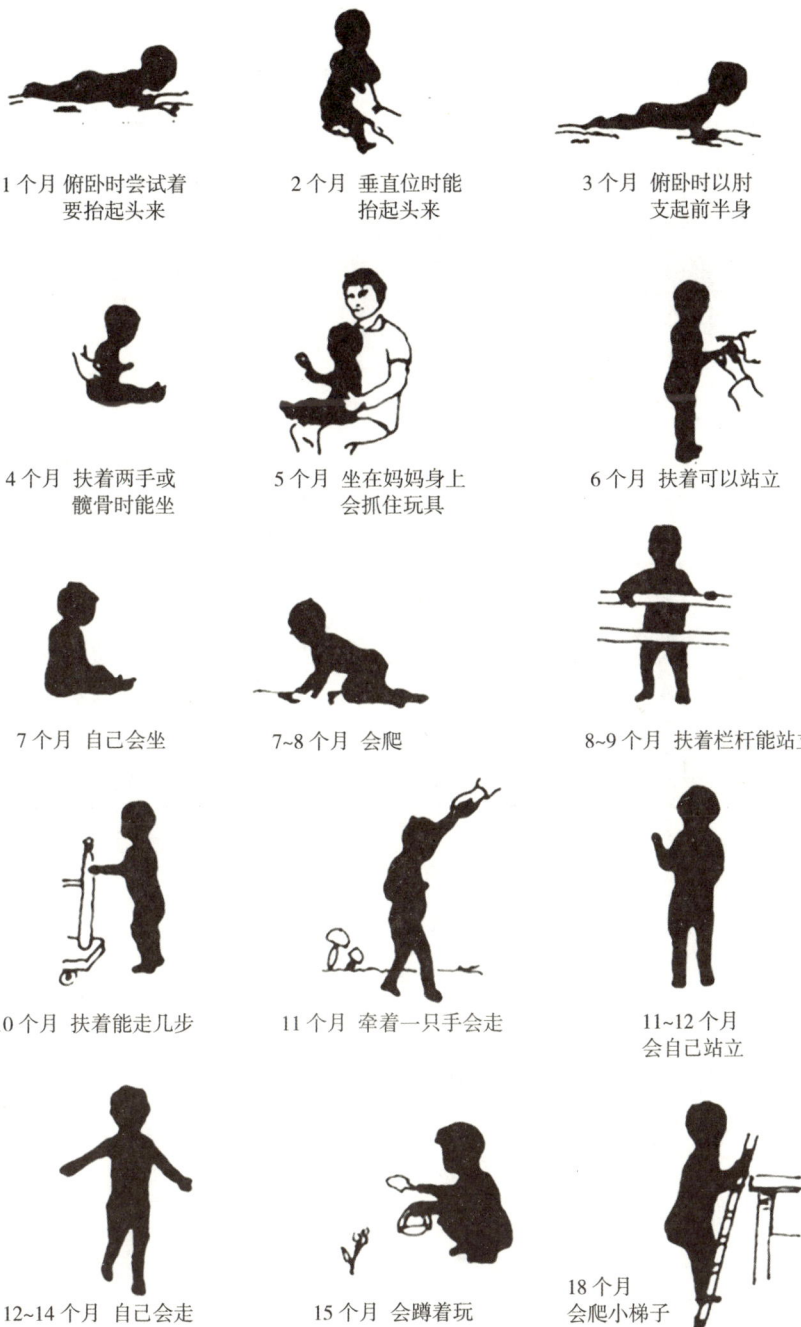

1 个月 俯卧时尝试着
要抬起头来

2 个月 垂直位时能
抬起头来

3 个月 俯卧时以肘
支起前半身

4 个月 扶着两手或
髋骨时能坐

5 个月 坐在妈妈身上
会抓住玩具

6 个月 扶着可以站立

7 个月 自己会坐

7~8 个月 会爬

8~9 个月 扶着栏杆能站立

10 个月 扶着能走几步

11 个月 牵着一只手会走

11~12 个月
会自己站立

12~14 个月 自己会走

15 个月 会蹲着玩

18 个月
会爬小梯子

图 2 婴幼儿运动、语言和智力的发育

经、骨骼、肌肉和各器官的发育，以及与外界事物不断的、反复多次的接触而发展起来的，它是按着一定的规律即由上到下、由近及远，从不协调到协调、从低级到高级而逐渐发育的。民间谚语中把小儿运动和语言、智力的发育概括为："一哭二笑三认母，二抬四翻六能坐，七滚八爬周会走，四抓八语周逗人。"谚语真实地反映出小儿的运动、语言和智力的发育规律（图2，表2）。

表2　婴幼儿运动、语言和智力的发育

月（年）龄	运动、语言和智力的发育
1个月	能做无规律的动作，俯卧时试着要抬头。无意识地微笑
2～3个月	抬头、俯卧时用肘支起前半身，能寻找声音的方向，两眼能随光转移。能认母亲
4～5个月	能扶坐，会翻身，会玩手及注视周围。能"咿呀"作声，能有意识地笑，能独坐，扶着两臂可站立，能抓玩具。能识别亲人与陌生人
8～9个月	会爬，自己能扶站，会拿小东西。能无意识地发出"爸""妈"单音，能听懂自己的名字
10～12个月	能独站，能弯腰捡东西，扶着会走。能用单词表达意思，如"吃""要"等
1.5～2岁	能独走，学跑，会蹲着玩，会拿匙吃饭但不准确
2～3岁	会跑。能说短语，开始学着唱歌。白天能控制小便
3～4岁	会跑，会跳，能自己穿衣、洗脸。好发问，能与成人对话，会唱短歌
5～6岁	会做一些简单的劳动（如扫地、擦桌子等）。会唱歌、会讲故事，学认字，能数几十个数

第二章 小儿推拿手法

第一节 单式手法

● 直推法

【施术部位与方法】用拇指、食中指指腹（图3）或拇指桡侧（图4）在穴位上做直线单方向推动100～300次。操作时要轻快柔和、平稳着实，切忌用力按压穴位。

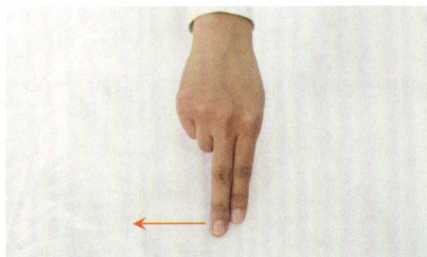

图3 食、中指腹直推法

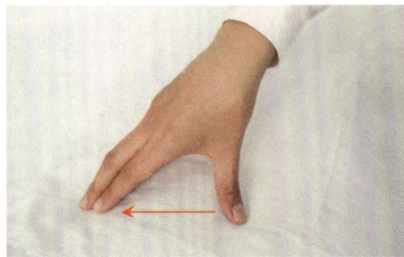

图4 拇指桡侧直推法

【作用】疏经通络，调和脾胃，益气活血，清心利尿。

【主治与应用】主治腹泻、便秘、食欲不振、腹胀、呕吐、发热、头痛、咳嗽、胸胁满闷、小便不利等病症。直推法主要用于线性穴位，路径一定要直，如推脾经、清天河水、推脊等。

● 分推法

【施术部位与方法】用两手拇指桡侧或指面，以穴位为中心向两旁做分推（图5），或做"八"字推动50～100次。

【作用】降肺胃之气，调整阴阳，止头痛。

【主治与应用】主治咳嗽、哮喘、支气管炎、恶心、呕吐、腹胀、寒热往来、感冒头痛等病症。分推法可在同一穴位反复应用，如推坎宫、分手阴阳、分腹阴阳、分推肩胛骨等。

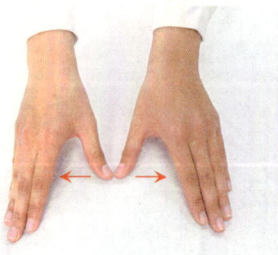

图 5　分推法

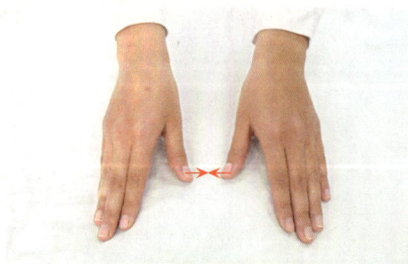

图 6　合推法

● 合推法

【施术部位与方法】用两拇指指面或桡侧从穴位两旁向穴位中间推（图 6）50～100 次。此法操作方向与分推法相反。

【作用】行痰散结，宣肺理气。

【主治与应用】主治痰凝咳喘、痰涎壅盛、胸闷不舒等病症。合推法主要用于合手阴阳，分阴阳多用于实证，合阴阳多用于虚证。

● 指摩法

【施术部位与方法】用除拇指外的其余四指指面附着于腹部或胸部做环形运动（图 7）。本法主要用于头面部、腹部及胸部，操作时要"皮动肉不动"，不得带动皮下组织。一般操作 50～100 次。

【作用】顺摩为泻，逆摩为补。具有镇静安神、消食化滞、健脾止

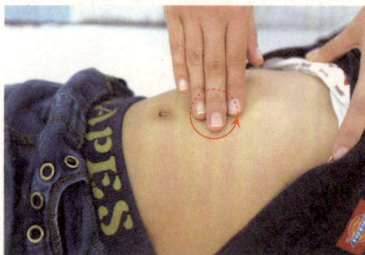

图 7　指摩法

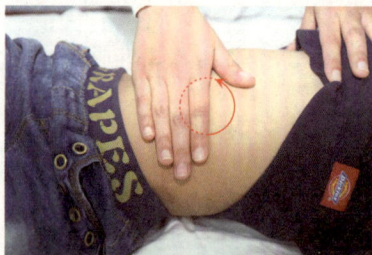

图 8　掌摩法

泻、消肿止痛等功效。

【主治与应用】主治消化不良、腹胀、腹痛、厌食、腹泻、便秘、胸胁满闷等病症。指摩法多用于婴幼儿头面部、胸部、腹部等部位，如摩囟门、摩百会、摩腹等。

● **掌摩法**

【施术部位与方法】用掌面附着于施术部位，以腕关节连同前臂做节律性的环形运动（图8）。本法多用于儿童腹部及胸部，一般操作100～300次或每分钟120次左右。

【作用】调节胃肠蠕动，健脾理气，消食导滞。

【主治与应用】主治食积胀满、脘腹疼痛、疳积、气滞及胸胁屏伤等病症。掌摩法多用于儿童腹部及胸部，相对指摩法刺激作用更强，如摩腹、搓摩胁肋等。

● **拿法**

【施术部位与方法】用拇指与其余四指（图9）或拇指与食、中指相对用力（图10），在施术部位上做有节律的提捏动作，称拿法。本法用于颈项、肩、四肢部肌肉时，一般操作1～2分钟；用于穴位时，一般拿3～5下。

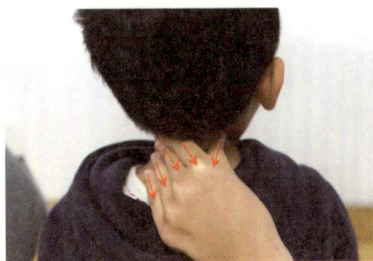

图9　拇指与四指拿法

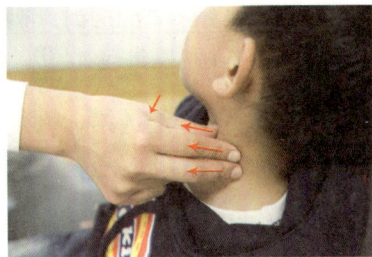

图10　拇指与食、中指拿法

【作用】舒筋通络，调和气血，祛风散寒，升提阳气，通窍止痛。

【主治与应用】主治感冒、头痛、颈项和腰背僵硬疼痛、四肢关节酸痛和麻木不仁、婴儿脑瘫后遗症、惊风、抽搐等病症。拿法可用于颈项及四肢，如拿风池、拿肩井、拿委中、拿四肢等。

● 掐法

【施术部位与方法】用拇指甲垂直用力切入施术部位，称掐法（图11）。操作时动作要快、狠，注意不要掐破皮肤；掐后即用揉法，以缓解不适之感。一般掐3~5下。

【作用】本法多用于急救。具有开窍醒神、发汗退热、定惊止抽搐等功效。

【主治与应用】主治惊风、抽搐、昏迷不醒、闭脱、惊厥等病症。掐法多用于穴位，如掐人中、掐老龙、掐二扇门等。

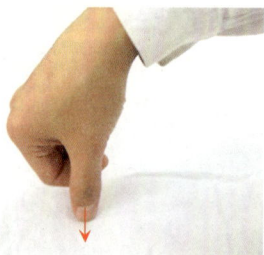

图11　掐法

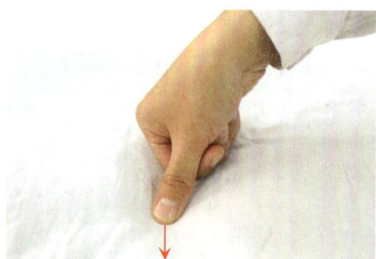

图12　指按法

● 指按法

【施术部位与方法】用拇指端或指面用力垂直向下按压施术部位，称指按法（图12）。操作时着力部位要固定于体表，逐渐用力，切忌突然施加暴力。一般按压半分钟，以"得气"为度。

【作用】舒筋通络，开通闭塞，放松肌肉，行气止痛。

【主治与应用】主治头痛、胃痛、腰背痛、肢体酸痛等全身各种痛症。指按法又叫"杵针"，用来代替指针，故凡可针刺之处，均可用指按法代替。

● 指揉法

【施术部位与方法】用拇指（图13）或者中指指端（图14）揉穴位，称为指揉法。操作时用力宜轻柔，均匀着实而有节奏，用腕关节和掌指关节带动指端做顺时针或逆时针方向旋转运动，带动皮下组织，

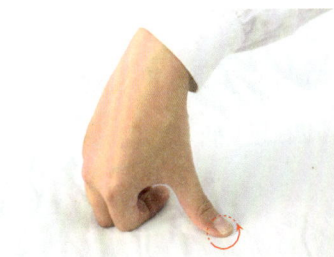

图 13 拇指揉法

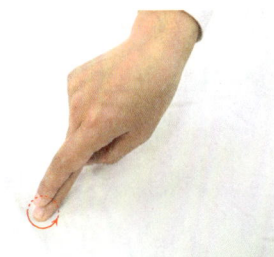

图 14 中指揉法

产生温热感。一般施术 30~50 次。

【作用】祛风散寒，理气消食，舒筋活络，活血止痛，调和阴阳。

【主治与应用】主治感冒头痛、腹胀、腹痛、腹泻、呕吐、颈项痛，以及胸背、四肢部等全身各部位疼痛与麻木不仁等病症。指揉法多用于点状穴，如揉肺腧、揉二扇门等。

● 大鱼际揉法

【施术部位与方法】用手掌大鱼际固定于施术部位，做轻柔缓和的环状摆动，称大鱼际揉法（图 15）。操作时以肘为支点，以前臂摆动和腕关节回旋运动为主动运动。一般施术 1~2 分钟。

【作用】理气行滞，消食化积，活血化瘀，消肿止痛。

【主治与应用】主治脘腹胀满疼痛、便秘、腹泻、头痛、头晕及外伤所致的红肿疼痛等病症。大鱼际揉法多用于面状部位，如大鱼际揉前额等。

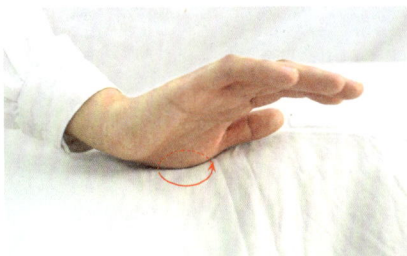

图 15 大鱼际揉法

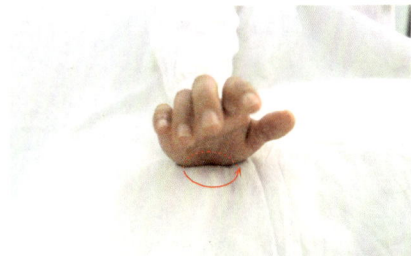

图 16 掌根揉法

● 掌根揉法

【施术部位与方法】用掌根附着于施术部位，做环形揉动，称掌根揉法（图 16）。操作时以肘为支点，以前臂摆动和腕关节回旋运动为主动运动，用力先轻后重。一般施术 2 ~ 3 分钟。

【作用】舒筋通络，活血止痛，放松肌肉，解除疲劳，缓解痉挛。

【主治与应用】主治腰背痛、肩痛、四肢酸痛、肢体麻木不仁等症。掌根揉法多用于肌肉丰厚之处，如腰背及下肢部等。

● 运法

【施术部位与方法】用拇指或中指在施术部位上，由此及彼做弧形或环形运动，称运法（图17）。操作时宜轻不宜重，宜缓不宜急，在体表旋绕摩擦推动，不带动深层肌肉组织。频率一般为 80 ~ 120 次／分。

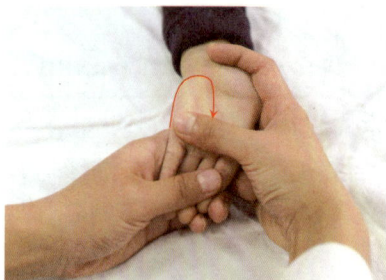

图 17　运法

【作用】疏经通络，行气止咳，行滞消食，调和脾胃功能。

【主治与应用】主治发热咳喘、痰多、胸闷胸痛、腹痛腹胀、泄泻呕吐、食欲不振、盗汗、惊惕不安等病症。运法介于摩法与旋推法（以拇指指腹在穴位上做回旋运动，不带动皮下组织）之间，操作面积宜大于旋推法而小于摩法。另外，摩法宜轻，不带动皮下组织；而大范围又需要一定力度时需用运法代替，如运八卦、运水入土、运土入水等。

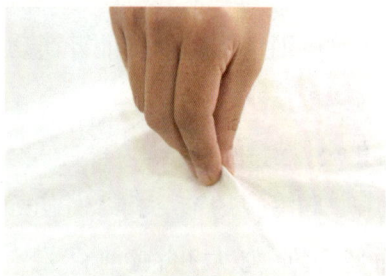

图 18　捏法（1）

● 捏法

【施术部位与方法】拇指在后，食、中指在前（图18、19），或屈曲食指，以食指中节桡侧缘抵住皮肤，拇指前按，相对用力，捏起皮肤，双手

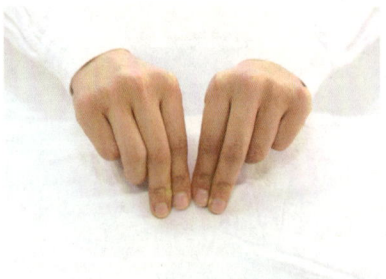

图 19　捏法（2）

交替，捻动向前（图20）。操作时次数和力度要适当，不可拧转。捏起太少易滑脱不前，捏起过多则不易捻动向前。捻动向前时，需直线前进，不可歪斜。一般捏3~5遍。

【作用】疏通经络，固本培元，调和阴阳，强身健体。

【主治与应用】主治由先天或后天不足引起的一切慢性虚弱病症，如肾虚遗尿、脾虚腹泻、厌食、呕吐、腹痛、便秘、疳积、夜啼等病症。捏法可用于脊椎部、背部膀胱经、督脉等。

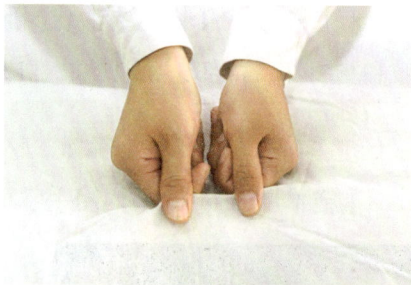

图20 捏法（3）

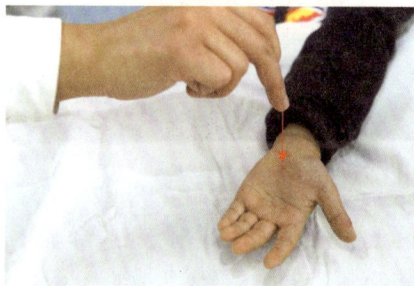

图21 捣法

● **捣法**

【施术部位与方法】用中指端，或屈曲的食、中指的指间突起着力，对施术部位做有节奏的叩击，称捣法（图21）。捣时以腕关节主动屈伸为主，指端要有弹性，击后立即抬起。一般捣5~20次。

【作用】镇惊安神，利尿明目，清热。

【主治与应用】主治夜啼、烦躁不安、惊风眼翻、斜视、尿潴留、惊惕不安等病症。捣法常用于手部小天心穴及承浆穴。

● **搓法**

【施术部位与方法】用双手掌面夹住肢体，相对用力做快速搓揉动作，称搓法（图22）。搓时前臂与上臂部主动发力，搓动要快，移动要慢。一般操作1~2遍。

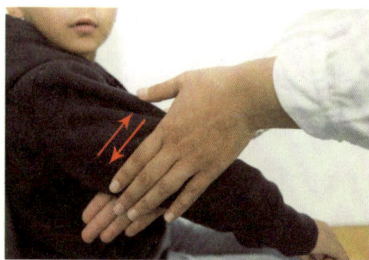

图22 搓法

【作用】舒筋通络，放松肌肉，调和气血。

【主治与应用】主要治疗四肢关节痹痛、麻木不仁等症。常用于四肢和胸胁部、背部，尤以上肢部应用较多，常作为推拿治疗的结束手法。

● 擦法

【施术部位与方法】用手掌面（图23）、大鱼际（图24）或小鱼

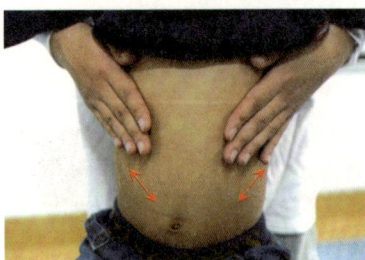

图23　掌擦法

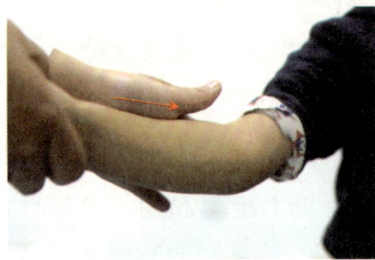

图24　大鱼际擦法

际（图25）附着于施术部位，做直线来回摩擦，称为擦法。操作时着力部位要紧贴皮肤，不宜过度施压，力量均匀，动作连续；自然呼吸，不宜屏气；往返距离要尽量拉长；操作部位要暴露，涂适量介质（如凡士林等），以免擦破皮肤。一般使局部"透热"为度。

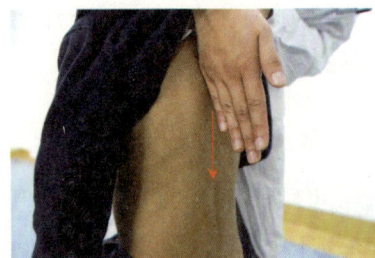

图25　小鱼际擦法

【作用】疏通经络，行气活血，温经止痛，健脾和胃，提高局部温度，扩张血管，加速血液与淋巴液循环。

【主治与应用】掌擦法主治胸胁及腹部病症，如脾胃虚寒所致的腹痛、消化不良等。大鱼际擦法主治四肢、胸腹、背部病症，如外伤瘀血、红肿疼痛等症。小鱼际擦法主治腰背及下肢部病症，如风湿酸痛、麻木不仁、肢体伤筋等。三种方法可以根据部位变化使用。

● 挤捏法

【施术部位与方法】用双手拇、食指在施术部位固定捏住，然后用四指同时用力向中心挤，再松开，反复操作，使局部皮肤变为红色或

紫红色，甚至紫黑色为度，称挤捏法（图26）。操作时两手捏住的皮肤要着实，不要滑脱，两手相距1厘米左右再向中心挤捏。

【作用】散发郁热，化痰消积。

【主治与应用】主治中暑、发热、乳蛾肿胀、恶心呕吐、咽喉肿痛及痰涎壅盛等病症。挤捏法多用于点状穴，如大椎、印堂等。

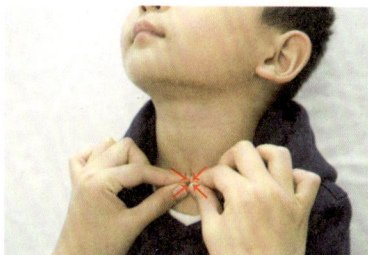

图26 挤捏法

● 摇法

【施术部位与方法】一手扶关节近端，另一手托扶其远端做环转运动，称为摇法（图27）。如一手扶住患儿头顶后部，另一手托住其下颌部做向左或向右的环转摇动，称颈项部摇法（图28）。摇法的幅度应控制在人体生理活动范围内，幅度和范围由小到大逐渐增加，摇转的速度要慢。一般顺时针和逆时针各操作3~5次。

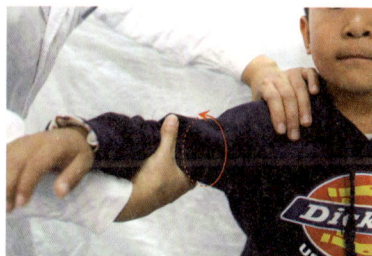

图27 摇法

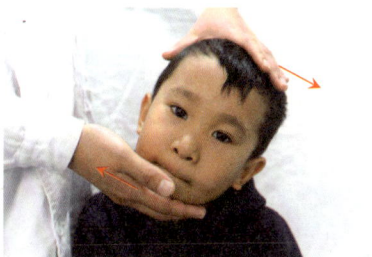

图28 颈项部摇法

【作用】舒筋通络，滑利关节，松解粘连，帮助关节功能恢复。

【主治与应用】主治关节疼痛、肿胀、活动障碍等。摇法多用于关节炎症、外伤以及术后关节功能障碍等病症。

● 捻法

【施术部位与方法】用拇、食指捏住施术部位，做对称搓揉动作，称为捻法（图29）。操作时拇、食指指面相对用力，捻动时速度要稍快，移

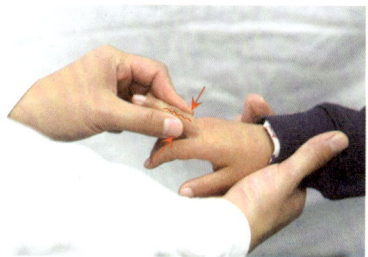

图29 捻法

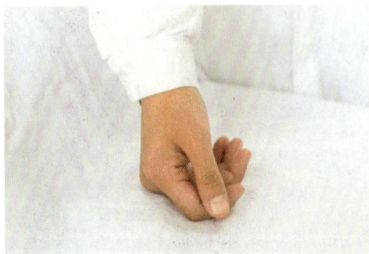

图 30 撩法（1）

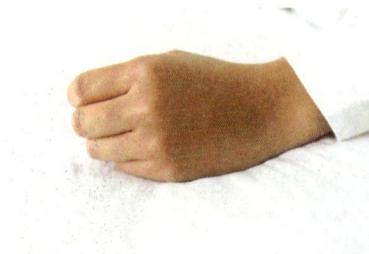

图 31 撩法（2）

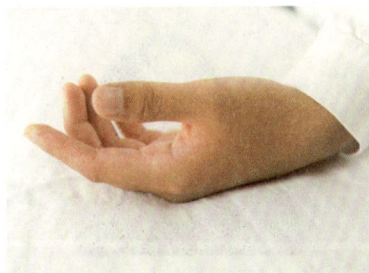

图 32 撩法（3）

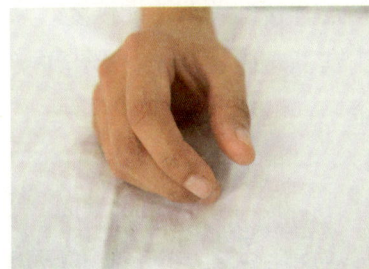

图 33 撩法（4）

动速度要稍慢，柔和有力。一般操作 0.5 ~ 1 分钟。

【作用】舒筋活络，滑利关节，消肿止痛。

【主治与应用】主治手指或脚趾关节扭挫伤引起的疼痛、肿胀或屈伸不利等症。捻法常用于指间关节扭伤、屈指肌腱腱鞘炎等病症。

● 撩法

【施术部位与方法】用手背部在体表进行连续的滚动操作，称为撩法（图 30、31、32、33）。操作时肩臂、手腕放松，肘关节微屈约呈 120°，以肘为支点，前臂做主动推旋，带动腕关节做较大幅度的屈伸和一定的旋转活动，使手背在施术部位上做连续的滚动；操作时要吸定于体表，不能跳动或拖动产生摩擦；来回摆动时压力要均匀，不可去时用力、来时轻浮。操作频率一般为每分钟 120 ~ 160 次。

【作用】疏通经络，滑利关节，放松肌肉，促进血液循环，缓解肌肉和韧带痉挛，增强肌肉和韧带活动能力，解除疲劳，保健。

【主治与应用】主治肩、背、颈、腰、臀及四肢等部位的风湿肌肉酸痛和麻木不仁，婴儿瘫后遗症、肢体瘫痪，运动功能障碍、运动后疲劳等病症。本法接触面积大，刺激平和，所治疗部位肌肉丰厚或薄弱均可。

● 小滚法

【施术部位与方法】手握空拳，以食、中、无名、小指四指的近侧指间关节背侧的突起部着力，在体表来回滚动，称为小滚法（图34）。操作时腕关节放松，前臂带动腕关节主动做屈伸摆动，压力、频率要均匀。操作频率一般为每分钟 120～160 次。

【作用】疏经通络，放松肌肉，促进血液循环。

【主治与应用】主治儿童期颈肩、腰背、四肢等部位的风湿酸痛、麻木不仁，以及肢体瘫痪、小儿脑瘫后遗症等病症。小滚法相对于手背滚法刺激更强，作用面积小。

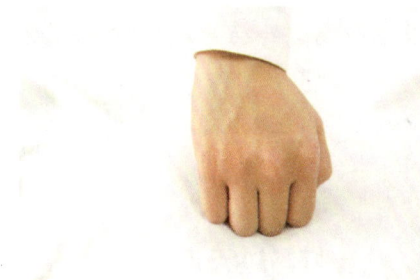

图34　小滚法

● 刮法

【施术部位与方法】用拇指桡侧缘或食、中指指面或器具的光滑边缘（如汤匙或刮痧板等）向一个方向用力推动，形似直推法（图35）。操作时可蘸汤水、油类，以润滑皮肤，较直推法用力较重，但应避免破皮。一般刮至皮下充血或皮肤呈红紫色为度。

【作用】清热凉血，消积导滞，降逆止呕，消肿散结，活血止痛。

图35　刮法

【主治与应用】主治高热中暑、外感发热、腹泻呕吐等病症。本法多用于颈项部、脊柱两侧、腹部、上肢肘弯、下肢腘窝等部位。

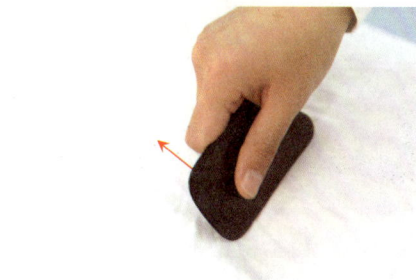

● 拍法

【施术部位与方法】手指关节自然放松、微屈并拢，用虚掌拍打

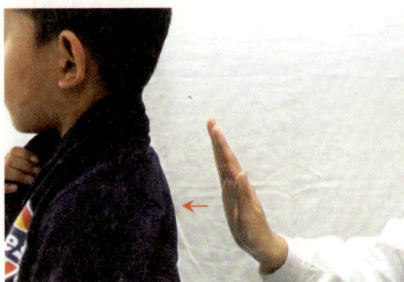

图 36 拍法

体表，称拍法（图 36）。操作时要平稳而有节奏，一般以皮肤微红为度。

【作用】舒筋活络，行气活血，开塞解郁。

【主治与应用】主治风湿酸痛、局部感觉迟钝、肌肉痉挛、肌肉萎缩等。本法常用于脊柱两侧及双下肢后侧。

第二节　复合手法

● 打马过天河

【施术部位与方法】先用左手握住患儿左手，右手中指运患儿内劳宫（握拳时中指尖下）；然后屈患儿四指向上，以左手握住，再用食、中二指罗纹面自患儿总筋（腕横纹中点）、内关、间使，循天河向上一起一落地打至洪池（肘横纹中点）为一次（图 37）。一般打 14~20 次。

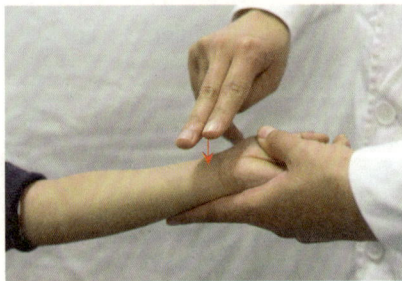

图 37 打马过天河

【作用】清热，通经络，行气血。

【主治与应用】主治高热神昏、发热恶寒、上肢麻木、惊厥抽搐等实热病症。该手法清热之力较强，只宜用于实热证，虚证以及体质虚弱患儿慎用。

● 黄蜂入洞

【施术部位与方法】用一手扶患儿头部后侧，使其头部相对固定，另一手食、中二指轻揉患儿鼻孔内或下缘（图 38）。一般操作 20~50 次。

【作用】发汗解表，宣通肺窍。

【主治与应用】该法性温，主治外感风寒、发热无汗及急慢性鼻炎等导致的鼻塞流涕、呼吸不畅等病症。按揉鼻孔内时，患儿憋气，鼻腔压力增大，有利于擤出鼻涕，甚至通便。

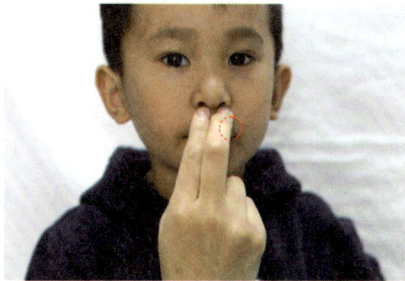

图38　黄蜂入洞

● 水底捞月

【施术部位与方法】用左手捏住患儿的四指，使其掌心向上，再用右手食、中二指夹持固定患儿的拇指，然后用拇指运法自患儿小指根运至小天心处，再转入内劳宫为一遍（图39）。一般操作20～50遍。

【作用】清心，退热，泻火。

【主治与应用】主治高热神昏、热入营血、烦躁不安、口渴、便秘、口臭等高热实证。虚热证勿用。

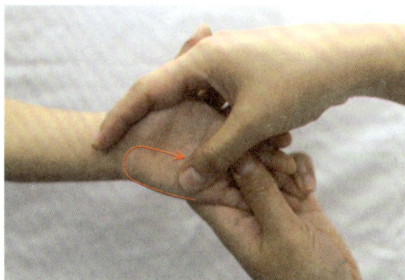

图39　水底捞月

● 按弦走搓摩

【施术部位与方法】家长将患儿抱于怀中，取坐位。施术者位于患儿前侧或身后，用双手掌自两胁边搓摩边向下移动至天枢处（图40）。一般操作50～100次。

【作用】理气化痰，健脾消积，除胸闷，开积聚。

【主治与应用】主治积滞引起的胸胁不畅、咳嗽气急、痰涎壅盛、食积等病症。该手法仅用于实证。

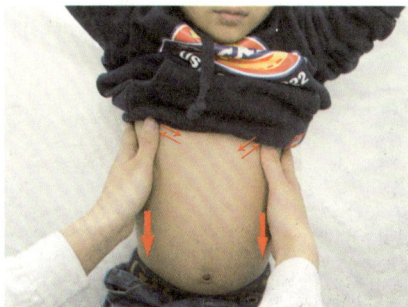

图40　按弦走搓摩

● **猿猴摘果**

【施术部位与方法】用两手食、中二指夹住患儿两耳尖，中指在前，食指在后，向上提（图41）10～20次，再用拇、食指捏患儿两耳垂向下扯（图42）10～20次，如猿猴摘果之状。

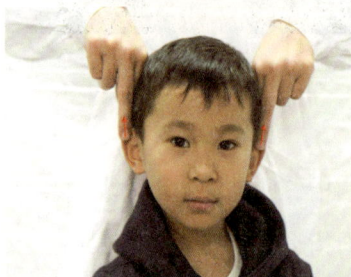

图41　猿猴摘果（1）

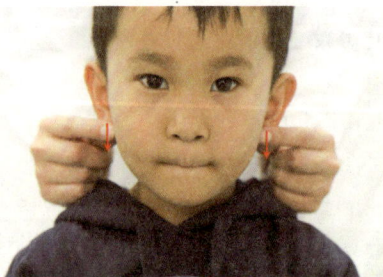

图42　猿猴摘果（2）

【作用】理气和胃，消食化痰，镇惊安神，调整阴阳。

【主治与应用】主治痰涎壅盛、食积痞闷、寒疾、疟疾、寒热往来、惊悸怔忡等病症。该手法常与分手阴阳配合使用，治疗寒热往来等阴阳失调病症。

● **按肩井（总收法）**

【施术部位与方法】家长将患儿抱在怀中或取坐位，施术者用一手中指掐按患儿肩井穴（在大椎与肩峰连线的中点）；再用另一手拇、食、中三指拿捏住患儿的食指与无名指，使患儿的上肢伸直，以患儿的肘关节为中心，摇动其前臂（图43）。一般摇20～30次。

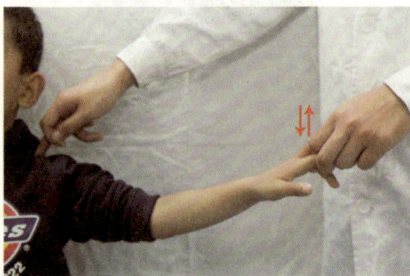

图43　按肩井（总收法）

【作用】通行一身之气血，提神。一般在诸手法后皆用此手法结束，具有关门之意。

【主治与应用】主治感冒、昏厥、肩背疼痛、上肢活动欠利、久病体虚、内伤外感诸症。亦可用拿肩井代之。

● 摇肘肘

【施术部位与方法】先用一手拿住患儿肘肘（肘尖），再用另一手拇、食二指插入患儿虎口，同时用拇指按住患儿兑宫穴（小鱼际正中），然后屈患儿之手上下摇之（图44）。一般摇 20~30 下。

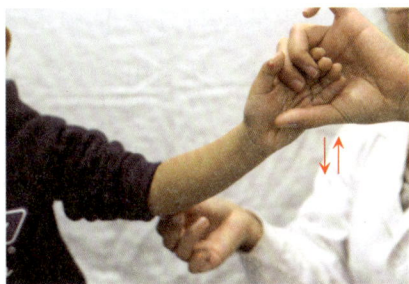

图44 摇肘肘

【作用】行气活血，消积化滞。

【主治与应用】主治痞症、疳积等病症。该法开痞散结、消疳除积，常配合掐揉四横纹应用。

● 飞经走气

【施术部位与方法】先用右手握住患儿左手四指，然后用左手四指从患儿曲池（肘横纹内侧端）起，捏之、弹起，至总筋处数次（图45）。再用左手拇、中二指分别拿住患儿的阴池、阳池二穴不动，右手将患儿左手四指向上向外，一伸一屈做搓动（图46），连续操作20次。

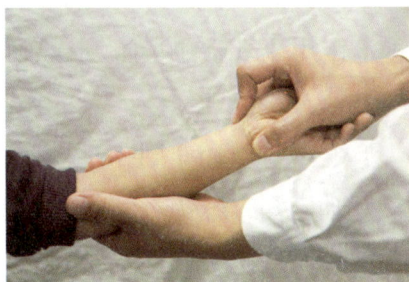

图45 飞经走气（1）

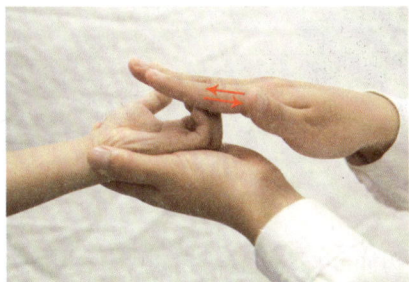

图46 飞经走气（2）

【作用】清肺利咽，化痰定喘。

【主治与应用】主治咳喘、外感风寒、失音、咽痛、痰多胸闷及腹胀、腹痛等病症。该法治疗咳喘，常与推揉膻中、分推肩胛骨等合用。

● 二龙戏珠

【施术部位与方法】施术者用左手持患儿的左手，使患儿前臂伸直，掌心向上，然后用右手食、中二指自患儿总筋处起，两指端交替向上移动，直至洪池（图47）为一遍。一般按20～30遍。

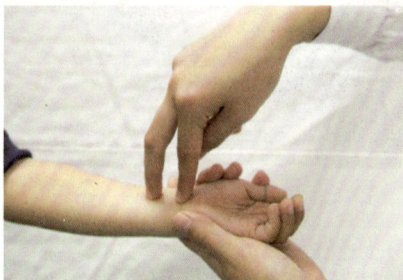

图47　二龙戏珠

【作用】镇惊止搐，调和阴阳，通阳散寒，退热。

【主治与应用】主治四肢抽搐、高热惊厥、寒热往来等症。该法性温和，重在调理阴阳，既能通阳散寒，又能退热镇惊，广泛用于各种阴阳不调之症，如寒热往来、四肢厥逆、呕吐泄泻、上热下寒、头汗等。

● 苍龙摆尾

【施术部位与方法】用一手托患儿的肘肘穴（肘尖），另一手握患儿除拇指外的其余四指，使患儿手心向下，做左右摇动，如摆尾之状（图48）。一般摇20～30下。

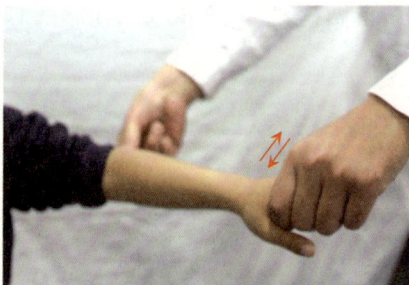

图48　苍龙摆尾

【作用】开胸顺气，退热通便。

【主治与应用】主治胸闷发热、躁动不安、痞满、大便秘结等病症。该法配合推揉膻中，可治疗胸闷发热；与按揉膊阳池、推下七节骨配伍，可泄热通便。

● 揉脐及龟尾并推七节骨

【施术部位与方法】患儿仰卧，施术者用一手手掌或三指揉患儿脐部，另一手用中指揉患儿龟尾（图49）各50次；然后令患儿俯卧，施术者自龟尾沿患儿七节骨推至命门（推上七节骨，图50）为补，反

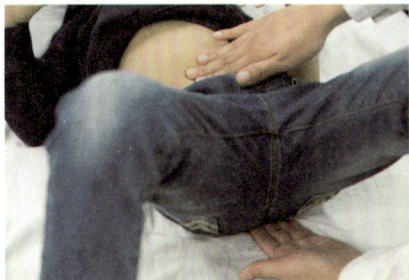

图49 揉脐及龟尾

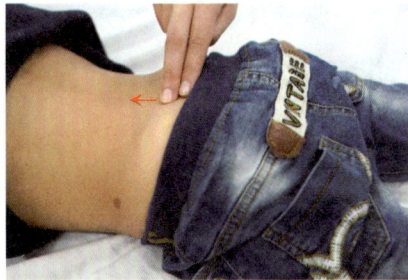

图50 推上七节骨

之为泻（推下七节骨），一般操作200次。

【作用】调理肠腑，止泻止痢，升举阳气。推上七节骨能温阳止泻，推下七节骨可泄热通便。

【主治与应用】主治腹泻、痢疾、脱肛、便秘等病症。若治赤白痢疾，要注意次序，必先泻后补，即首先清大肠热毒，然后方可补之。

● 赤凤点头

【施术部位与方法】先用一手拇、食、中三指拿住患儿肘肘，另一手捏患儿中指，使患儿掌心向下，对其上下摇动，如赤凤点头状（图51）。一般摇摆20~30下。

【作用】通窍健脾，定喘息。

【主治与应用】主治胸胁胀满、腹部膨胀、咳嗽气喘、惊风抽搐、寒热往来、二便不通等症。该法也可行气、开通闭结，用于治疗气滞、二便闭结等症。

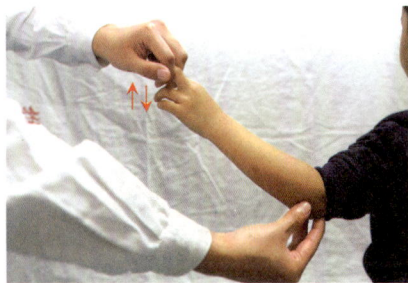

图51 赤凤点头

● 凤凰展翅

【施术部位与方法】用两手食、中二指夹住患儿的腕部，同时用两拇指分别掐患儿的精宁（手背四、五掌骨歧缝中）、威灵（手背

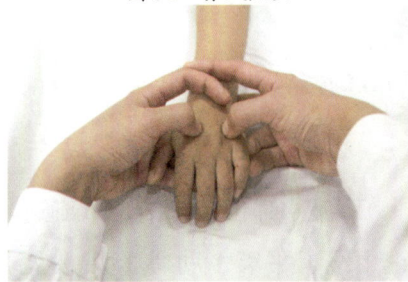

图52 凤凰展翅

027

二、三掌骨歧缝中）二穴，并上下摆动如凤凰展翅状（图52）。一般操作 20～50 下。

【作用】祛寒解表，宣通气机，益气补虚，和胃止呕。

【主治与应用】主治感冒引起的发热、腹胀、食欲不振、寒证、寒喘、惊悸、噎嗝等。该法性温治凉，可用于虚热、虚喘等。

● 运土入水

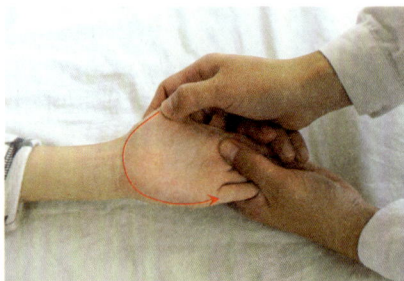

图53　运土入水

【施术部位与方法】操作者用拇指端自患儿拇指根沿手掌边缘，经小天心运至小指根，称运土入水（图53）。一般操作 100～300 次。

【作用】清脾胃湿热，利尿止泻。

【主治与应用】主治脾胃湿热所致的腹胀腹泻、小便短赤、痢疾等病症。

● 运水入土

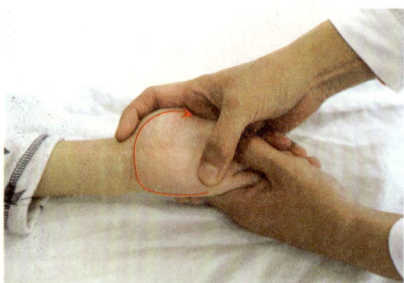

图54　运水入土

【施术部位与方法】操作者用拇指端自患儿小指根沿手掌边缘，经小天心运至拇指根，称运水入土（图54）。一般操作 100～300 次。

【作用】健脾助运，润燥通便。

【主治与应用】主治脾胃虚弱所致的完谷不化、腹泻、疳积、食欲不振、便秘等病症。

● 开璇玑

【施术部位与方法】①施术者用两拇指指端先从璇玑穴（在胸骨正中线，平第1肋骨上缘）沿肋间隙向两旁分推，并自上而下至鸠尾穴（图55）；②再从璇玑穴直推至鸠尾穴（图56）；③然后自鸠

尾穴向下直推至脐部（图 57）；④从脐中向两旁分推（图 58）；⑤
最后从脐中直推至小腹耻骨联合上缘（图 59）。一般操作 20 ~ 50
次。

【作用】宣通气机，宣肺止咳化痰，消食化滞。该法包括分推璇
玑、膻中，直推中脘，推摩神阙，直推小腹等操作方法。

【主治与应用】主治痰闭胸闷、气急喘息、咯痰不畅、食积、腹
痛、脘腹胀满、呕吐腹泻、发热及神昏抽搐等实热病症。该法主要用
于降上、中二焦之气。

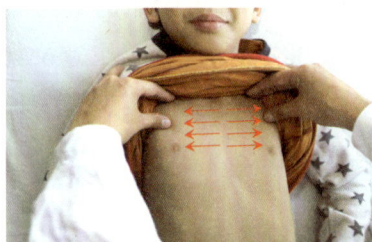

图 55　开璇玑（1）

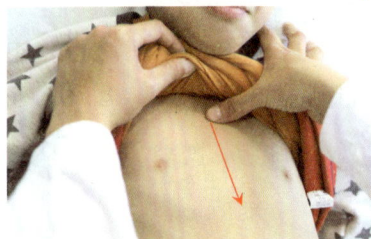

图 56　开璇玑（2）

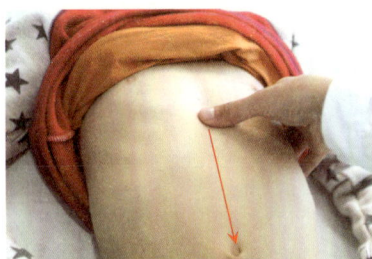

图 57　开璇玑（3）

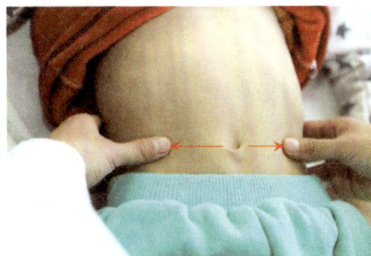

图 58　开璇玑（4）

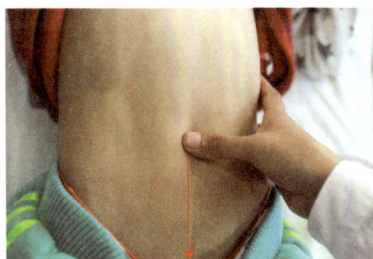

图 59　开璇玑（5）

第三章　小儿常用穴位

　　小儿推拿穴位除了运用十四经穴及经外奇穴以外，本身还有许多特定的穴位。这些穴位有"线"状的、"面"状的，还有"点"状的，但以小儿两手居多，正所谓"小儿百脉汇于两掌"。小儿推拿的上肢特定穴一般不分男女，习惯选用左侧穴位。其中"次数"一项仅作为 6 个月 ~ 1 周岁患儿临床治疗应用时参考。推拿的一般顺序是先头面，次上肢，再胸腹、腰背，最后是下肢。亦可根据病情轻重缓急，或是小儿配合体位，灵活掌握。

第一节　腧穴定位法

　　临床上常用的定位方法有三种，即骨度分寸定位法、人体自然标志取穴法和手指同身寸取穴法。

一、骨度分寸定位法

　　骨度分寸定位（表3、4、5），始见于《黄帝内经·灵枢·骨度》，是以骨节为主要标志测量周身各部的大小、长短，并依其比例折算尺寸作为定穴标准的方法。不论男女、老少、高矮、胖瘦，均可以自身骨节标志作为折算标准。

表3　骨度分寸定位法（前面观）

部位	起止点	骨度	度量	说明
头部	前额两头角(头维)之间	9寸	横寸	头前部横向
	天突（胸骨上窝正中）至歧骨（胸剑联合）	9寸		

部位	起止点	骨度	度量	说明
胸腹部	歧骨（胸剑联合）至脐中	8寸	直寸	1.胸部与肋部取穴的直寸，一般根据肋骨计算，每一肋骨折作1寸6分；2."天突"指穴名的部位
	脐中至横骨上廉（耻骨联合上缘）	5寸		
	两乳头之间	8寸	横寸	胸腹部取穴的横寸，可根据两乳头之间的距离折量。女性可用左右缺盆穴之间的宽度来代替两乳头之间的横寸
上肢部	腋前、腋后纹头至肘横纹	9寸	直寸	用于手三阴、手三阳经的骨度分寸
	肘横纹（平肘尖）至腕掌（背）横纹	12寸		
下肢部	耻骨联合上缘至股骨内上髁上缘	18寸	直寸	用于足三阴经的骨度分寸
	胫骨内侧髁下方至内踝尖	13寸		
	股骨大转子至腘横纹	19寸	直寸	1.用于足三阴经的骨度分寸；2."膝中"的水平线：前面相当于犊鼻穴，后面相当于委中穴
	股骨内侧髁上缘至胫骨内侧髁下方	3寸		
	腘横纹到外踝尖	16寸		

表4　骨度分寸定位法（后面观）

部位	起止点	骨度	度量	说明
头部	耳后两完骨（颞骨乳突）之间	9寸	横寸	用于量头部的横寸
背腰部	肩胛骨内缘至后正中线	3寸	横寸	背部腧穴根据脊椎定穴。一般临床取穴，肩胛骨下角相当第7（胸）椎，髂嵴相当第16椎（第4腰椎棘突）
	肩峰缘至后正中线	8寸		
下肢	臀沟至腘横纹	14寸	横寸	
	腘横纹至外踝尖	16寸		

表5　骨度分寸定位法（侧面观）

部位	起止点	骨度	度量	说明
头部	前发际至后发际	12寸	直寸	头部纵向
	眉间（印堂）至前发际正中	3寸	直寸	头前部纵向
	第7颈椎棘突下（大椎）至后发际正中	3寸	直寸	后项部纵向
	眉间（印堂）至第7颈椎棘突下（大椎）	18寸	直寸	头部纵向
侧胸部	腋以下至季胁	12寸	直寸	
下肢	腘横纹到外踝尖	16寸	直寸	

二、人体自然标志取穴法

体表标志可分为固定标志和活动标志两类。

1. 固定标志。是指利用五官、毛发、爪甲、乳头、脐窝以及骨节突起和凹陷、肌肉隆起等部位作为取穴标志而言的。比较明显的标志，如鼻尖取素髎，两眉中间取印堂，两乳中间取膻中，脐旁2寸取天枢，腓骨小头前下缘取阳陵泉。

2. 活动标志。是指利用关节、肌肉、皮肤，随活动而出现的孔隙、凹陷、皱纹等作为取穴标志而言的。如取耳门、听宫、听会等应张口，取下关应闭口。

三、手指同身寸取穴法

手指比量法是在分部折寸的基础上，施术者用手指比量取穴的方法，又称"指寸法"。因人的手指与身体其他部分有一定的比例，故临床上施术者多用自己的手指比量，但都要参照患者身材的高矮情况适当增减比例。一般有下列几种：

1. 中指同身寸。以中指中节的长度为 1 寸。即以患者的中指屈曲时，中节内侧两端纹头之间作为 1 寸。这种方法适用于四肢及脊背作为横寸折算。

2. 拇指同身寸。此法见于《千金要方》："中指上第一节为一寸，亦有长短不定者，即取于大拇指第一节横度为一寸。"即以患者拇指指关节之横度作为 1 寸。

3. 横指同身寸。又称"一夫法"，也就是患者将食、中、无名、小指相并，四横指为"一夫"，即四横指相并，用其中指第二节为准，量取四指的横度作为 3 寸。此法多用于下肢、下腹部和背部的横寸。

手指比量法必须在骨度规定的基础上运用，不能用指寸悉量全身各部，否则容易长短失度。骨度分寸与指寸在临床应用中应该互相结合。

第二节　头颈部穴位

● 天门（攒竹）

【定位】自两眉中间起向上至前发际成一直线。

【操作】施术者用两拇指桡侧或罗纹面自下而上交替直推，称为推攒竹（图 60），又称开天门。一般操作 30～50 次。

图 60　推攒竹（开天门）

【作用】具有发汗解表、开窍醒脑、镇惊安神的功效。

【主治与应用】主治风寒感冒、发热无汗、头痛、惊吓、精神萎靡等病症。临床常用于外感发热、头痛无汗等，多与推太阳、推坎宫等合用；若惊惕不安、烦躁不宁，多与清肝经、清天河水等合用。对体弱出汗较多者和佝偻病患儿应慎用。

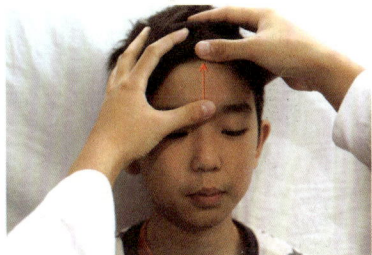

● 坎宫（眉弓）

【定位】自眉头起沿眉弓上缘向眉梢成一横线。

【操作】施术者先用两拇指指端分别轻按鱼腰（眉弓中点）一下，再自眉头起向眉梢做分推，称推坎宫（图61），又叫推眉弓。一般操作30～50次。

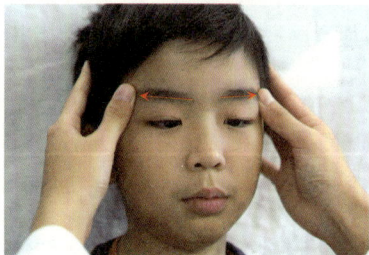

图61 推坎宫（推眉弓）

【作用】具有发汗解表、清脑明目、止头痛的功效。

【主治与应用】主治外感发热、头痛无汗、目赤肿痛、惊风、视物不清等症。若用于发汗，常与开天门、运太阳、运耳后高骨等合用；用于目赤痛，多与清肝经、清天河水、掐揉小天心合用。

● 太阳

【定位】在眉梢和外眼角的中点向后1寸的凹陷处。

【操作】施术者用拇指或中指指端揉该穴，称揉太阳（图62）或运太阳。向眼睛方向揉为补，向耳后方向揉为泻。用两拇指桡侧自太阳穴向耳后方向直推，称推太阳。一般揉、推各30～50次。

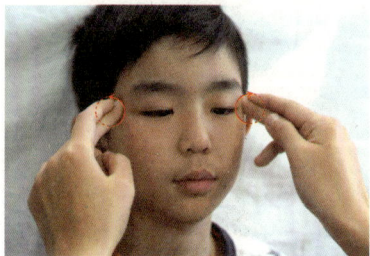

图62 揉太阳

【作用】具有疏风解表、清热、醒神明目、止头痛等功效。

【主治与应用】主治感冒、发热、头痛、头晕、目赤痛、近视、惊风等病症。若外感表实证，当用泻法；外感表虚、内伤头痛属虚者，当用补法。推太阳主要用于外感发热，常与开天门、推坎宫等合用。

● 耳后高骨

【定位】在两耳后，乳突后缘与后发际交界处，凹陷中。

【操作】施术者用两拇指或中指指端揉该穴，称揉耳后高骨（图63）。一般操作30～50次。

【作用】具有发汗解表、镇惊安神的功效。

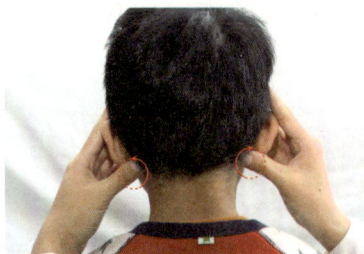
图63　揉耳后高骨

【主治与应用】主治感冒头痛、烦躁不安、神昏、痰涎、惊风等病症。若用于外感头痛，多与开天门、推坎宫、运太阳等合用。

● 人中

【定位】当鼻唇沟中上1/3与下2/3交界处。

【操作】用拇指甲掐之，称掐人中（图64）。一般掐5下或醒后即止。

【作用】具有开窍醒神的功效。

【主治与应用】该穴用于急救。对于不省人事、惊厥、抽搐、窒息等病症掐之多有效。

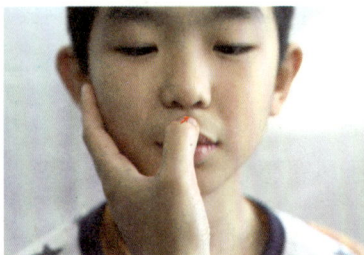
图64　掐人中

● 百会

【定位】在前发际上5寸（或后发际上7寸），从两耳尖直上，头正中线取穴。

【操作】施术者用拇指指端按揉该穴，称揉百会（图65）。一般操作30～50次。

【作用】具有安神镇惊、升阳举陷、止头痛、开窍明目等功效。

【主治与应用】主治头痛、头晕、目眩、惊风、遗尿、脱肛、夜寐不安、目视不清等病症。治疗惊风、烦躁等，多与清肝经、清心经、掐揉小天心等

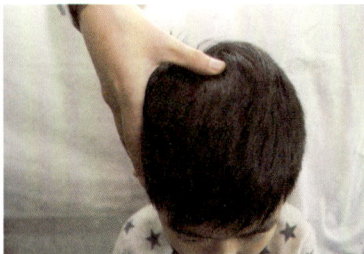
图65　揉百会

合用；用于遗尿、脱肛、泄泻等，常与补脾经、补肾经、推三关等合用。亦可用灸法。

● 天柱骨

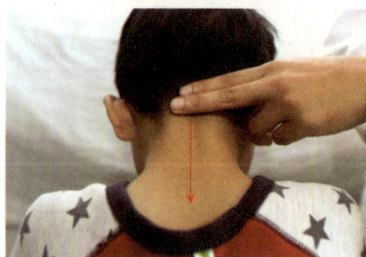

图66　推天柱骨

【定位】在项后，自后发际正中至大椎穴成一直线。

【操作】施术者将食、中二指并拢，用指面由发际正中向下直推至大椎穴，称推天柱骨（图66）。亦可用刮法。一般推100～500次，或刮至皮下轻度瘀血即可。

【作用】具有降逆止呕、祛风散寒的功效。

【主治与应用】主治恶心呕吐、外感发热、颈项僵痛、后头痛、惊风、咽痛、中暑等病症。单用本穴推至800次以上，对呕吐效佳。若用于风寒感冒、颈项强痛，多与掐揉风池、掐揉二扇门配合应用。

● 风池

【定位】当枕骨之下，与风府相平，后发际两侧凹陷处（胸锁乳突肌与斜方肌上端之间）。

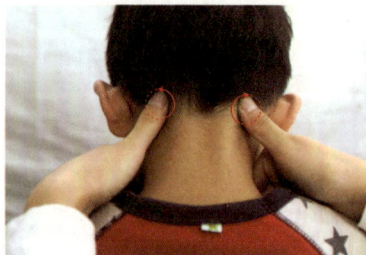

图67　揉风池

【操作】施术者用拇指、食指按揉本穴，称揉风池（图67）。或拿之，称拿风池。一般揉30～50次，或拿3～5次。

【作用】具有发汗解表、祛风散寒、明目止头痛等功效。

【主治与应用】主治外感头痛、发热无汗、颈项强痛、近视、头晕头痛等病症。拿风池发汗效果明显，若配合推攒竹、掐揉二扇门等，发汗之力更强。表虚者不宜用拿风池。

● 印堂

【定位】在两眉之间连线的中点处。

【操作】施术者用拇指指端在印堂穴做旋转推动，称推印堂（图68）。或用拇指甲掐该穴，称掐印堂。一般推30~50次，或掐3~5下。

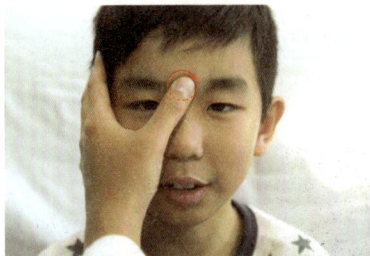
图68 推印堂

【作用】有醒脑提神、祛风通窍、镇惊、退热等功效。

【主治与应用】主治外感头痛、发热、鼻塞、惊厥抽搐、慢惊风、精神萎靡等病症。推印堂治疗外感头痛，常配合推攒竹、推坎宫、揉太阳等穴；治疗惊厥用掐法，常配合掐人中、掐老龙等。印堂还可作为望诊用：如印堂处发青，主惊、主泻；若呈赤色，则主热证。

● 囟门

【定位】在前发际正中直上2寸，百会穴前的骨凹陷中。

【操作】施术者用两拇指自前发际向上交替直推至囟门（图69），再从囟门向两旁分推（图70）。若囟门未闭合，则仅推至边缘。亦可用摩或揉法，手法均宜轻。一般操作各30~50次。

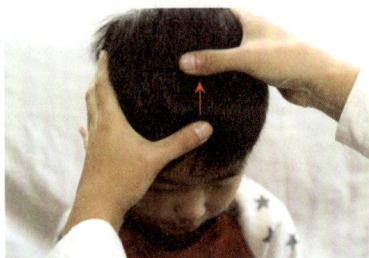
图69 推囟门

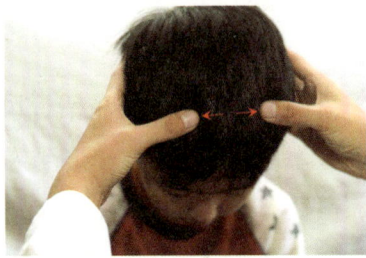
图70 分推囟门

【作用】有祛风定惊、开窍醒脑的功效。

【主治与应用】主治头痛、惊风、头晕、目眩、鼻塞、神昏、烦躁、小儿夜啼、癫痫等病症。囟门也可用于保健，摩囟门能预防感冒。

● 山根

【定位】在双目内眼角之间的中点处。

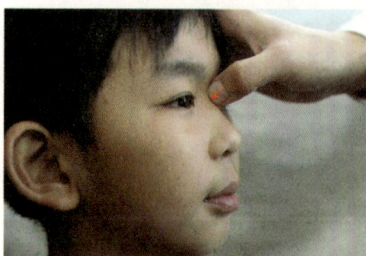

图71 掐山根

【操作】用拇指甲掐该穴，称为掐山根（图71）。一般掐3～5下。

【作用】具有开窍醒神、定惊的功效。

【主治与应用】主治惊风、抽搐等病症。本穴除治病外，常可作为望诊，用于诊断疾病：若山根脉络为青色，主惊主痛；呈蓝色，主喘主咳；见赤灰一团，主赤白痢疾；见青黑之纹，为病久，或缠绵难愈之疾。

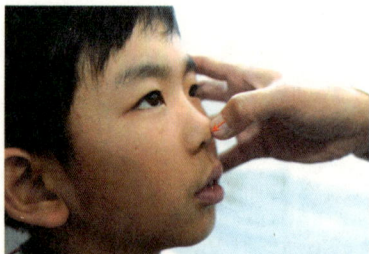

图72 掐准头（掐素髎）

● 准头 （素髎）

【定位】在鼻尖处。

【操作】施术者用拇指或食指甲掐之，继用揉法，称掐准头（图72）。一般掐3～5下。

【作用】有开窍醒神、解表散结等功效。

【主治与应用】主治惊风、抽搐、窒息、外感、鼻塞不通等病症。亦可作为望诊，用于诊断疾病：若准头为深黄色，主内热便结；若为赤色，主肺热，又主风热。

● 牙关 （颊车）

【定位】在耳垂下1寸，下颌骨的凹陷中。

【操作】施术者用两手中指或食指指端按揉之，称为揉牙关（图73）。一般揉15～20次。

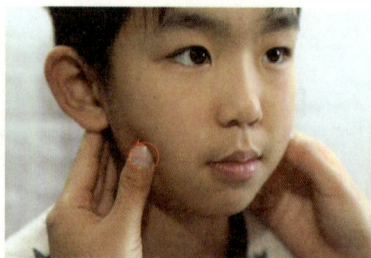

图73 揉牙关

【作用】有疏风、开窍、止痉、止痛等功效。

【主治与应用】主治牙关紧闭、口眼歪斜、牙痛、颊肿等症。

● 迎香

【定位】在鼻翼旁 0.5 寸，当鼻唇沟中，属足阳明胃经。

【操作】施术者用食、中二指或两拇指指端按揉该穴，称揉迎香（图74）。一般操作 20 ~ 30 次。

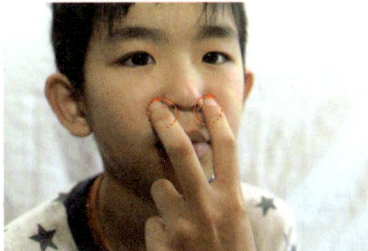
图 74　揉迎香

【作用】有宣肺、通鼻窍的功效。

【主治与应用】主治鼻塞不通、鼻流清涕、鼻渊、鼻衄、呼吸不畅、口眼歪斜、急慢性鼻炎等各种鼻的病症。常与清肺经、拿风池等合用。

● 承浆

【定位】在唇下颏唇沟正中，属任脉。

【操作】施术者用食指、中指或拇指指甲掐该穴，继用揉法，称掐承浆（图75）。一般掐 3 ~ 5 下。

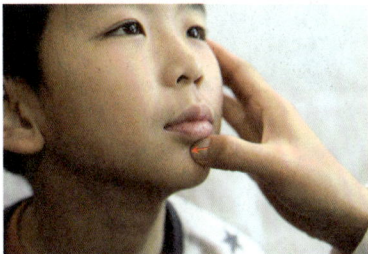
图 75　掐承浆

【作用】具有疏风、开窍、醒神、定惊等功效。

【主治与应用】主治惊风、抽搐、牙关紧闭、口眼歪斜、面瘫、三叉神经痛、面肿、暴哑不语、中暑等病症。

● 耳门（风门）

【定位】在耳前，耳屏上切迹的前方，张口有凹陷处，属手少阳三焦经。

【操作】施术者用两手食指或拇指指端揉该穴，称揉耳门（图76）

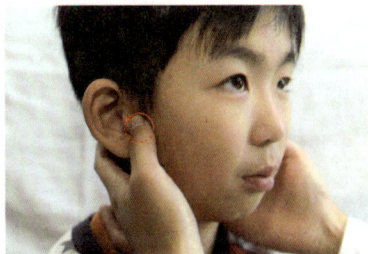
图 76　揉耳门

或运耳门。一般操作 20~30 次。

【作用】具有镇惊开窍、聪耳、止牙痛等功效。

【主治与应用】主治惊风抽搐、口眼歪斜、耳鸣耳聋、牙痛、下颌关节炎等症。

● 桥弓

【定位】在颈部两侧，沿胸锁乳突肌成一线。

【操作】施术者用拇、食指自上而下拿之，称为拿桥弓（图77）；或用拇指或食、中二指自上而下推之，称推桥弓（图78）；用抹法自上而下抹之，称为抹桥弓。一般拿 3~5 下，推或抹 30~50 次。

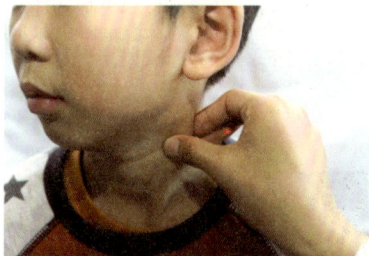

图77 拿桥弓

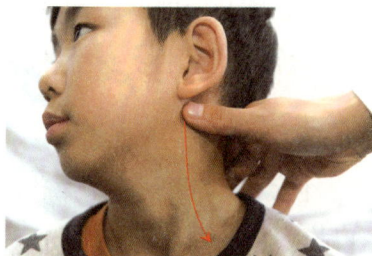

图78 推桥弓

【作用】具有舒筋活络、调和气血、消肿散结、平肝潜阳、降血压等功效。

【主治与应用】主治小儿肌性斜颈、颈项强痛、高血压、惊风抽搐等病症。治疗小儿肌性斜颈时，手法宜轻，不可过重刺激，否则会加重病情；同时可配合摇法、拔伸法活动患儿头部。

第三节　胸腹部穴位

● 天突

【定位】在胸骨切迹上缘，凹陷正中，属任脉。

【操作】施术者用中指指端按或揉该穴，称为按天突（图79）或揉天突。一般操作 10 ~ 30 次。

【作用】具有降气平喘、顺气化
痰、降逆止呕、退热利咽等功效。

【主治与应用】主治痰多气促、咳
喘胸闷、恶心呕吐、脘腹胀满、噎嗝、
咽痛等病症。本穴可降肺胃之气，痰喘

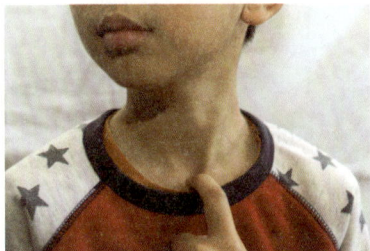
图 79　按（揉）天突

者可与分推肩胛骨、揉肺腧等合用，呕逆者可与揉中脘、运八卦等合用。

● 膻中

【定位】在胸骨正中线上，平第 4 肋间隙，两乳头连线的中点处。

【操作】施术者用两拇指指端自膻中穴向两旁分推至乳头，称
为分推膻中（图 80）；用中指或拇指指端揉该穴，称为揉膻中（图
81）。一般推、揉各 50 ~ 100 次。

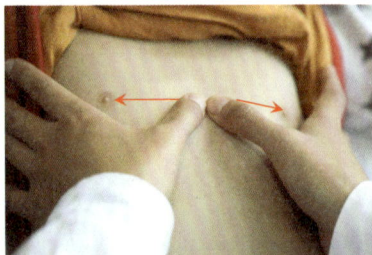
图 80　分推膻中

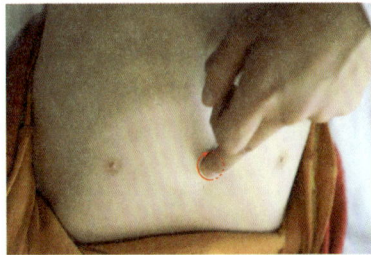
图 81　揉膻中

【作用】具有宽胸顺气、宣肺化痰、止咳平喘的功效。

【主治与应用】主治胸闷、痰多咳嗽、气喘气促、嗳气、吐逆等病
症。治疗呕吐、呃逆、嗳气时，常与运内八卦、横纹推板门、分腹阴阳
等合用；治疗痰吐不利时，常与揉天突、按弦走搓摩、按揉丰隆等合
用。

● 乳根

【定位】在乳头直下 0.2 寸。

【操作】施术者用两拇指揉该穴，称揉乳根。一般揉 30 ~ 50 次。

【作用】具有宣肺理气、止咳化痰的功效。

【主治与应用】主治咳喘、胸闷、痰鸣、呕吐等病症。本穴常与乳旁穴同时用。

● 乳旁

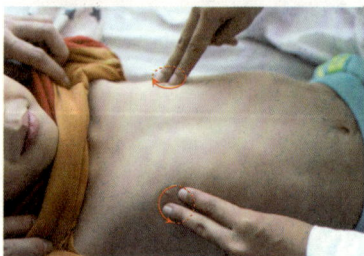

图82 揉乳根、乳旁

【定位】在乳头外旁开0.2寸。

【操作】施术者用两拇指揉该穴，称揉乳旁。一般揉30～50次。

【作用】有宽胸理气、止咳化痰的功效。

【主治与应用】主治胸闷、咳嗽、痰鸣、呕吐等病症。临床上乳根常与乳旁同时运用，即用食指端揉乳根、中指端揉乳旁，两手同时按揉之，称揉乳根、乳旁（图82）。

● 中脘

【定位】在前正中线上，脐上4寸，胸骨剑突下端至脐连线的中点处。

【操作】用四指或掌根按揉之，称揉中脘（图83）；用食、中二指指端自天突穴往下推至中脘，或自中脘向上直推至天突穴，称为推中脘（图84），又称推胃脘；用掌心或四指摩之，称摩中脘。

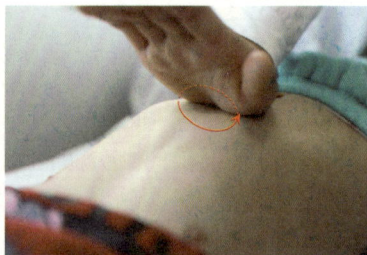

图83 揉中脘

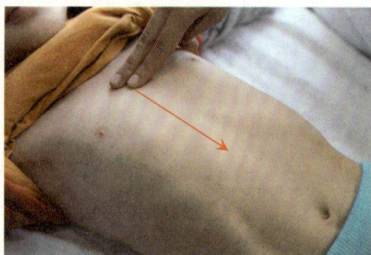

图84 推中脘

【作用】揉、摩中脘有健脾和胃、消食导滞的功效。

【主治与应用】主治恶心呕吐、脘腹胀满、腹痛、腹泻、食欲不振等病症。推下中脘有降胃气的作用，主治恶心呕吐；推上中脘有涌吐之效。

● 腹

【定位】在腹部，即两肋弓下缘至耻骨联合上的腹部软肉处。

【操作】施术者用两拇指指端沿肋弓边缘斜向下推至腹两侧，称分推腹阴阳（图85）；用掌面或四指摩之，称摩腹（图86）。一般分推100～200次，或摩腹3～5分钟。

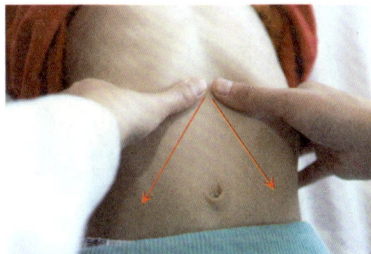

图85　分推腹阴阳

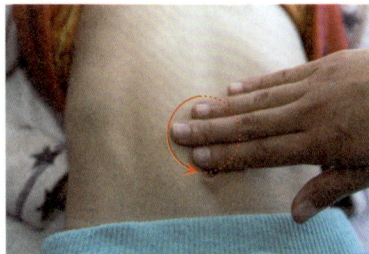

图86　摩腹

【作用】具有降逆止呕、消食导滞、健脾和中的功效。

【主治与应用】主治食积、恶心呕吐、腹胀、腹痛、泄泻、便秘等病症。治疗腹胀、食积、便秘时，顺时针摩腹（自右下腹向左向上方向），为泻法；治疗脾虚腹泻、腹痛、食欲不振、面黄肌瘦、乏力懒言时，逆时针摩腹（自左下腹向右向上方向），为补法。平补平泻能和胃，久摩有消食健脾、强壮身体的作用。

● 胁肋

【定位】从腋下两肋至天枢处。

【操作】施术者两手掌从患儿两腋下搓摩至天枢处，称为搓摩胁肋（图87），又称按弦走搓摩。一般搓摩50～100次。

【作用】本穴性开而降，有顺气化痰、除胸闷、消积聚的功效。

【主治与应用】主治胸闷、腹胀、食积、痰涎壅盛、咳喘气急、疳

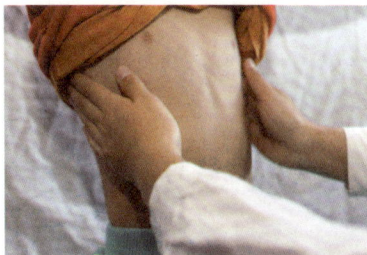

图87　搓摩胁肋

积、胁痛、肝脾肿大等病症。本穴用于实证，对中气下陷、肾不纳气者慎用。

● 天枢

【定位】自肚脐旁开 2 寸，左右各一，属足阳明胃经。

【操作】施术者用两拇指或食、中指指端同时按揉左右两穴，称揉天枢（图 88）。一般操作 50~100 次。

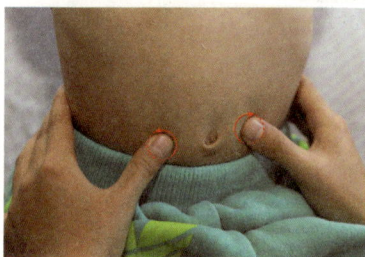
图 88 揉天枢

【作用】有通调大肠、理气消滞、化痰止咳的功效。

【主治与应用】主治泄泻、便秘、腹胀、腹痛、食积不化、咳嗽等病症。临床上，天枢常与脐同时操作，可用中指按脐，食指与无名指各按两侧天枢同时揉动。治疗腹痛时，常配合拿肚角；揉天枢与清肺经、掐揉五指节等相配，可治痰喘、咳嗽。

● 脐（神阙）

【定位】肚脐（神阙穴），属任脉。

【操作】施术者用拇指或中指指端揉之，称揉脐（图 89）。用掌或四指摩之，称摩脐。一般揉 100~300 次，或摩 3~5 分钟。

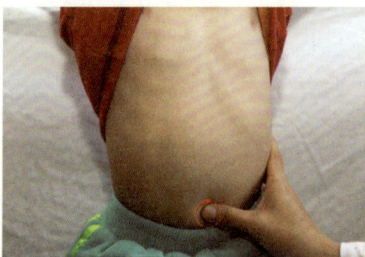
图 89 揉脐

【作用】摩揉肚脐具有温肾助阳、补益气血、健运脾胃、消食导滞的功效。

【主治与应用】主治腹泻、便秘、腹痛、疳积、呕吐、消化不良、厌食、痢疾、脱肛等病症。本穴能补能泻，能温阳散寒、补益气血，治疗寒湿、脾虚、五更泻、气虚脱肛等虚证；亦能消食导滞，治疗便秘、湿热泄泻等实证或热证。平补平泻能健脾和胃，用于治疗先天不足、后天失调或乳食积滞、厌食，还可用于日常保健等。

● 丹田

【定位】在小腹部，脐下 2.5寸（肚脐与耻骨联合上缘中点）。

【操作】施术者用掌或四指摩之，称摩丹田（图 90）；用拇指或中指端揉之，称揉丹田；用拇指或中指指端按之，称按丹田。一般摩 2~3 分钟，或揉 100~300 次，或按 0.5~1 分钟。

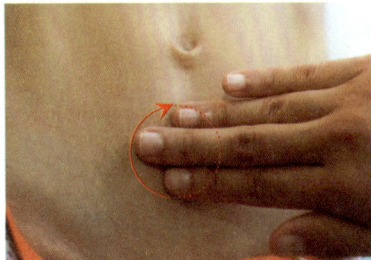

图 90　摩丹田

【作用】具有培本固元、温肾助阳、泌别清浊的功效。

【主治与应用】主治腹泻、小腹胀痛、尿潴留、小便短赤、遗尿、脱肛、便秘、疝气等病症。本穴常用于泌尿、生殖系统疾病的治疗，虚实皆可，但主要用于虚证，常配合补肾经、推三关、揉外劳等；癃闭、小便短赤则取其分利之功，常配伍清小肠、推箕门等。

● 肚角

【定位】在脐下 2 寸，旁开 2 寸两大筋处。

【操作】施术者用拇、食、中三指向深处拿捏该筋，后弹放，反复数次，称拿肚角（图 91）；用拇指或中指指端按之，称按肚角。一般拿、按各 3~5 次。

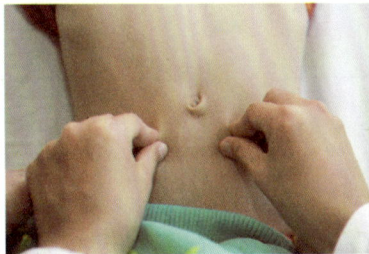

【作用】具有止腹痛、理气健脾、消食化滞的功效。

【主治与应用】主治腹痛、腹泻、腹胀、痢疾、便秘等病症。本穴可治疗受寒、食积等各种原因导致的腹痛，配合一窝风可加强止痛效果。本法刺激性强，一般用在其他手法结束之后，以免患儿哭闹。

图 91　拿肚角

● 气海

【定位】在腹正中线上，脐下 1.5 寸处（图 92），属任脉。

【操作】施术者用中指或拇指指端揉或按该穴，称揉气海或按气海。一般揉 100～300 次，或按 0.5～1 分钟。

【作用】具有散寒止痛、引痰下行的功效。

【主治与应用】主治虚寒腹痛、腹泻、遗尿、脱肛、疝气、痰涎壅滞、胸膈不利等病症。本穴为止各种腹痛要穴，尤用于虚寒腹痛效果为佳。

● 关元

【定位】在腹正中线上，脐下 3 寸处（图 92），属任脉。

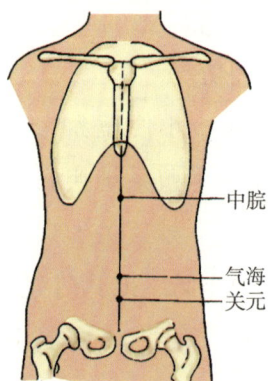

图 92 中脘、气海、关元

【操作】施术者用中指罗纹面或掌按揉之，称按揉关元。亦可用艾条灸之。一般揉 100～300 次，或艾灸 3～5 分钟，或以局部红润为度。

【作用】有培补元气、温肾助阳的功效。

【主治与应用】主治虚寒性腹痛、腹泻、痢疾、遗尿、五迟、五软、脱肛、疝气等病症。本穴为小肠之募穴，多与补肾经、按揉足三里配用，治疗虚寒性腹痛腹泻；与揉百会、揉肾腧等合用治疗遗尿，用灸法效果更佳。

第四节 腰背部穴位

● 肩井

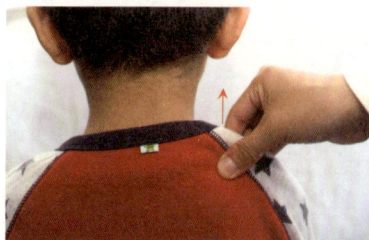

图 93 拿肩井

【定位】在大椎与肩峰连线的中点，肩部筋肉处，属足少阳胆经。

【操作】施术者用拇、食、中三指相对用力提拿本穴，称拿肩井（图 93）。用指端按该穴，称按肩井。一般拿 3～5 次，或按

0.5～1分钟。

【作用】有升提阳气、发汗解表的功效。

【主治与应用】主治外感表实、发热无汗、颈项强直、肩臂上肢痹痛、上肢活动受限等症。本法用于推拿收势，能升提阳气，使人感觉身体轻快，又称为总收法。

● 大椎

【定位】在项部，第7颈椎（低头时，棘突突起最明显）棘突下，属督脉。

【操作】施术者用中指或拇指指端揉该穴，称揉大椎（图94）。用双手拇、食指提捏皮肤向穴中挤去，称为捏挤大椎。一般揉30～50次，或捏挤至局部皮肤充血或紫红为度。

【作用】有疏风解表、通络止痛、止咳平喘的功效。

【主治与应用】主治发热无汗、感冒、咽喉肿痛、项强、咳嗽、百日咳等病症。用捏挤法治疗百日咳有一定的疗效。

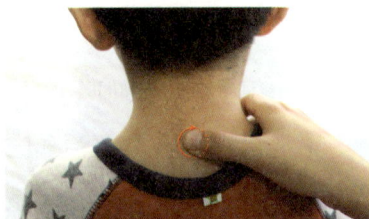

图94 揉大椎

● 风门

【定位】在第2胸椎棘突下旁开1.5寸（图95），属足太阳膀胱经。

【操作】用食、中指或两拇指指端揉之，称揉风门。一般揉20～50次。

图95 风门

【作用】具有疏风解表、宣肺止咳、调肺气等功效。

【主治与应用】主治感冒、咳嗽、气喘、痰多、鼻塞、背腰部疼痛、项痛、骨蒸潮热及盗汗等病症。

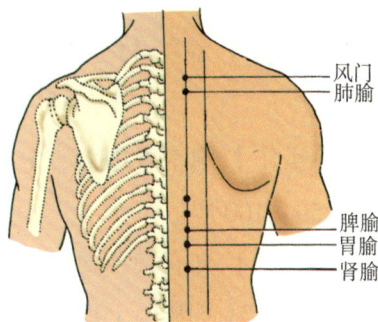

● **肺腧**

【定位】在第3胸椎棘突下旁开1.5寸（图95），属足太阳膀胱经。

【操作】用食、中指或两拇指指端揉之，称揉肺腧（图96）。用两拇指指端分别沿肩胛骨内缘由上向下做分向推动，称为分推肩胛骨（图97）。一般揉50～100次，或分推100～200次。

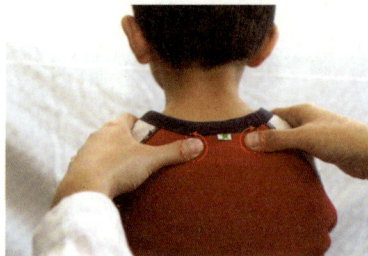

图96 揉肺腧

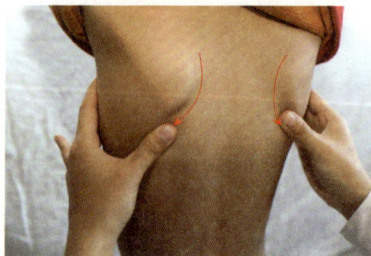

图97 分推肩胛骨

【作用】具有调肺气、补肺生津、宣肺止咳等功效。

【主治与应用】主治久咳久喘、喉干气短、痰鸣、胸闷胸痛、发热等。本穴主要用于治疗呼吸系统疾病，若久咳不愈，加推脾经，以培土生金；气阴两伤时，可配合补肾经、揉二马等。

● **脾腧**

【定位】在第11胸椎棘突下旁开1.5寸（图95），属足太阳膀胱经。

【操作】施术者用食、中指指端或两拇指指端揉之，称揉脾腧。一般揉50～100次。

【作用】具有调和脾胃、健脾利湿等功效。

【主治与应用】主治脾胃虚弱导致的呕吐、腹泻、腹胀、厌食、疳积、神疲乏力、肌肉消瘦、慢惊风以及食积、水肿、黄疸等病症。本穴多与推脾经、按揉足三里等合用。

● **胃腧**

【定位】在第12胸椎棘突下旁开1.5寸（图95），属足太阳膀胱经。

【操作】施术者用食、中指指端或两拇指指端揉之或按之，称揉胃腧或按胃腧。一般揉50～100次，或按0.5～1分钟。

【作用】有健脾和胃、理中降逆的功效。

【主治与应用】主治胃痛、呕吐、腹胀、久泻、消化不良、厌食等病症。本穴治疗胃气不和的胃痛、呕吐、腹胀等，常与横纹推板门、摩腹等合用；对于久泻、消化不良等，可与推脾经、按揉足三里等合用。

● 肾腧

【定位】在第2腰椎棘突下旁开1.5寸（图95），属足太阳膀胱经。

【操作】用食、中指或两拇指指端揉之，称揉肾腧。一般揉50～100次。

【作用】具有滋阴壮阳、补益肾元的功效。

【主治与应用】主治腹泻、气喘、遗尿、阴虚便秘、潮热盗汗、少腹痛、下肢酸软乏力、腰背酸痛等病症。揉肾腧治疗肾虚腹泻、阴虚便秘、潮热盗汗，多与推三关、揉二马等合用；治疗肾不纳气之气喘，多与揉肺腧、推脾经等合用。

● 腰腧

【定位】在第3腰椎棘突下旁开3.5寸（即腰眼）凹陷中。

【操作】施术者用两拇指或食、中指指端揉该穴，称揉腰眼。一般揉20～30次。

【作用】具有疏通经络、活血止痛的功效。

【主治与应用】主治腰痛、下肢瘫痪。常配伍承山、委中等穴。

● 脊柱

【定位】自大椎至长强（尾骨端），沿脊柱成一直线。

【操作】施术者用捏法自长强穴捏至大椎，称捏脊（俗称撬皮，

图 98）；用食、中指并拢自大椎至长强做直推法，称为推脊（图 99）。在捏脊前先在背部轻轻按摩几遍，使肌肉放松，捏脊一般操作 3～5遍，每捏三下再将脊背提一下，称为捏三提一法。推脊一般操作 100～300 次。

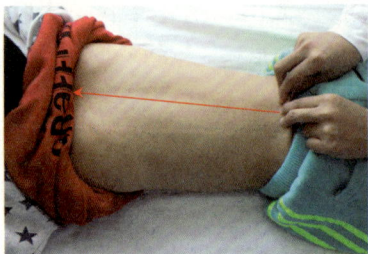

图 98　捏脊

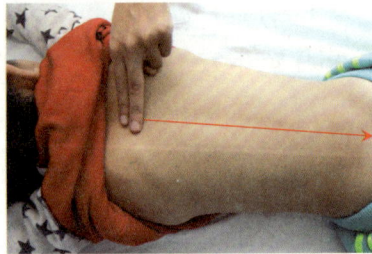

图 99　推脊

【作用】具有调阴阳、理气血、和脏腑、健脾胃、通经络、培元气、增强体质等功效。

【主治与应用】主治先天或后天不足的一些慢性虚损性病症，如疳积、腹泻、便秘、呕吐、厌食、惊风、夜啼、遗尿等。临床运用时可根据不同的病情，重提或按揉相应的膀胱经背腧穴，以加强疗效。推脊有清热的作用，主治小儿发热，多与清天河水、退六腑等合用；还可用于治疗腰痛强直、角弓反张等。

● 七节骨

【定位】自第 4 腰椎（平髂棘最高点）至尾骨端成一直线。

【操作】施术者用拇指桡侧面或食、中指指面自下向上推之，称推上七节骨（图 100）；反之，称推下七节骨。一般推 100～300 次。

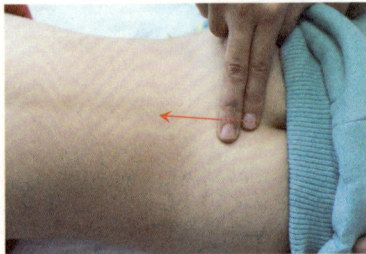

图 100　推上七节骨

【作用】具有温阳止泻、泄热通便等功效。

【主治与应用】推上七节骨主治虚寒腹泻、久泻久痢等病症，多与补大肠、揉百会等合用。推下七节骨主治肠热便秘、湿热泄泻、伤食泻、痢疾等病症，多与清大肠、清脾经等合用。

● **龟尾**

【定位】在尾骨端。

【操作】用中指或拇指指端揉之，称揉龟尾（图101）。一般揉100 ~ 300次。

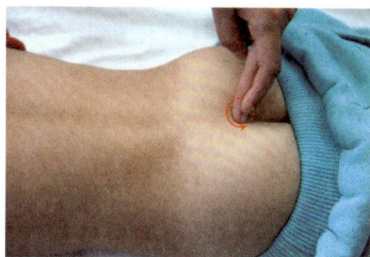
图101　揉龟尾

【作用】通调大肠。

【主治与应用】主治腹泻、便秘、脱肛等一切与大肠相关的病症。揉龟尾能统调督脉之气，调理大肠功能。既能止泻，又能通便，多与揉脐、推七节骨配合应用。

第五节　上肢部穴位

● **脾经**

【定位】在拇指桡侧，自指尖至指根成一线。

【操作】施术者用左手握住患儿的左手，并用拇、食二指捏住患儿拇指，使之微屈，再用右手拇指自患儿拇指尖推向拇指根，称为补脾经（图102）；若将患儿拇指伸直，自其拇指根推向指尖，称为清脾经（图103）；若来回用力推之，称为清补脾经。一般操作100 ~ 500次。

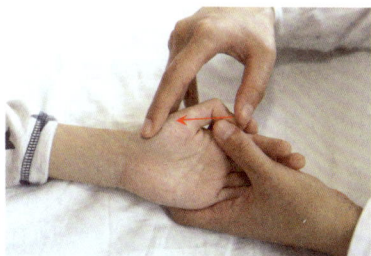
图102　补脾经

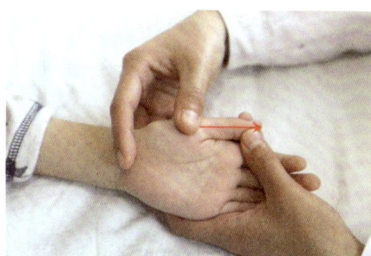
图103　清脾经

【作用】补脾经能健脾胃，补气血；清脾经能清热利湿，化痰止呕；清补脾经能和胃消食，增进食欲。

【主治与应用】补脾经主治脾胃虚弱、气血不足引起的腹泻、食欲不振、肌肉消瘦、消化不良等病症。清脾经主治湿热熏蒸、皮肤发黄、恶心呕吐、腹泻、痢疾等病症。清补脾经主治脾胃不和引起的胃脘痞满、吞酸恶食、腹泻呕吐等病症；若湿热留恋久不消退或外感发热兼湿，可单用本法，清补脾经20～30分钟，至患儿微汗出，效果为佳。小儿脾胃薄弱，不宜攻伐太过，一般脾经多用补法，体壮邪实者可用清法。另外，小儿体虚，疹出不畅时，补脾经可使隐疹透出，但手法宜快而重，具有补中有泻之意。

● 肝经

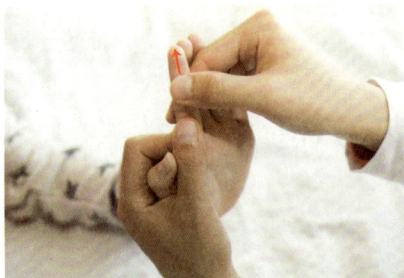

图 104　清肝经

【定位】在食指末节螺纹面。

【操作】自食指掌面末节横纹向上推至指尖，称清肝经（图104）；反之，由指尖推向末节横纹，称补肝经。一般操作100～500次。

【作用】具有平肝泻火、熄风止痉、解郁除烦的功效。

【主治与应用】主治口苦咽干、头晕耳鸣、惊风抽搐、烦躁不安、目赤肿痛、五心烦热等病症。肝经宜清不宜补；若肝虚应补，则需先补后清，或用补肾经而滋肾养肝。

● 心经

【定位】在中指末节螺纹面。

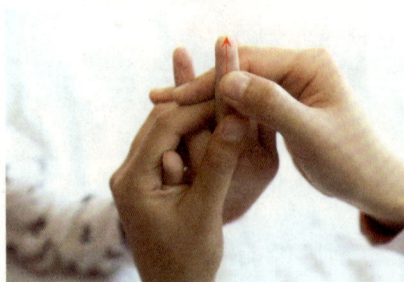

图 105　清心经

【操作】自患儿中指末节横纹向指尖方向直推，称清心经（图105）；反之为补心经。一般操作100～500次。

【作用】清心经能清心泻火除烦；补心经能补益心血，养心安神。

【主治与应用】主治高热面赤、五心烦热、口舌生疮、小便短赤、惊风、惊吓病症。心经宜清不宜补，以防动心火；若见气血不足而致睡卧露睛、慢脾风等，需用补法时，可补后加清或用补脾经代之。

●肺经

【定位】在无名指末节螺纹面。

【操作】自无名指末节横纹向指尖方向直推，称清肺经（图106）；反之为补肺经。一般操作100~500次。

【作用】清肺经能宣肺疏风，清热解表，止咳化痰；补肺经能补益肺气。

【主治与应用】清肺经主治外感发热、痰鸣喘咳、胸闷、鼻干、鼻衄、鼻流浊涕等病症，多与清天河

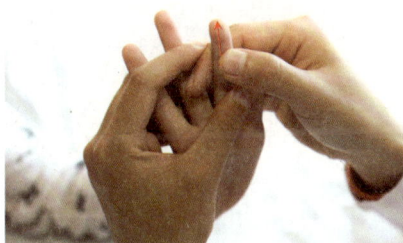
图106　清肺经

水、运八卦等合用。补肺经主治肺气虚损、少气懒言、面白、自汗、遗尿、脱肛、畏寒、大便秘结等病症，常配伍补脾经、补肾经、揉肾顶等。

●肾经

【定位】在小指掌面稍偏尺侧，自小指尖至掌根成一线。

【操作】自患儿小指尖推至掌根，称为清肾经（图107）；由掌根直推至小指尖，称为补肾经（图108）。一般操作100~500次。

【作用】补肾经能滋肾壮阳，温养下元，强壮筋骨；清肾经能清热利尿。

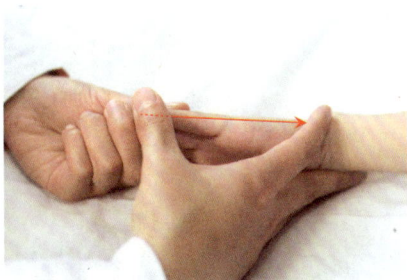
图107　清肾经

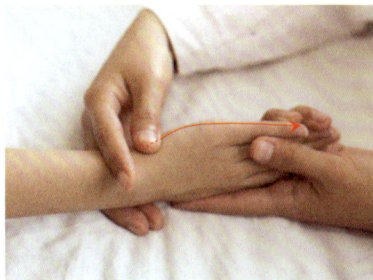
图108　补肾经

【主治与应用】补肾经主治先天不足、久病体虚、五更泄泻、遗尿、咳嗽、喘息、癫痫等病症，清肾经主治目赤、膀胱湿热、小便淋浊等病症。肾经宜补不宜清，需清时常以清小肠代替。

● **胃经**

【定位】在大鱼际桡侧赤白肉际处。

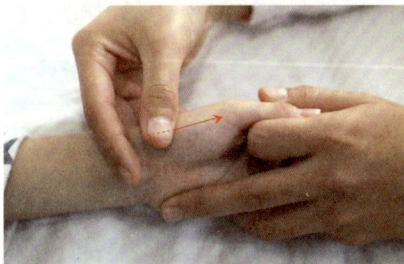

图109 清胃经

【操作】用拇指或食、中指自掌根推向拇指根，称清胃经（图109）；反之为补胃经。一般操作100~500次。

【作用】清中焦湿热，消食和胃，降逆止呕，除烦止渴；补胃经能健脾胃，助运化。

【主治与应用】清胃经主治恶心呕吐、烦渴善饥、呃逆、嗳气、吐血衄血、腹胀、口臭、便秘等病症，多与清脾经、揉板门等合用。补胃经主治食欲不振、厌食等病症，常与补脾经、揉中脘、摩腹等配伍。

● **大肠**

【定位】在食指桡侧缘，自指尖至虎口成一直线。

【操作】施术者用左手握住患儿之左手，使其手掌侧置；再用右手食、中二指夹住患儿拇指，然后用拇指桡侧面，从患儿食指指尖直推至虎口，称为补大肠（图110）；反之，为清大肠（图111）；若来回推，为清补大肠。一般操作100~300次。

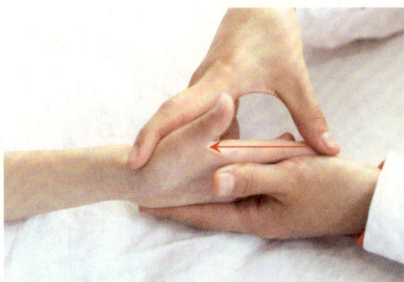

图110 补大肠

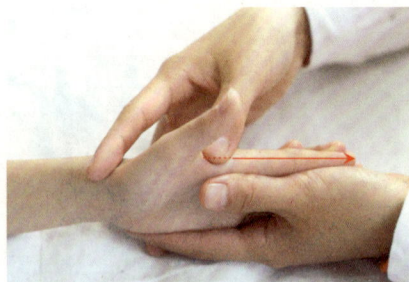

图111 清大肠

【作用】补大肠能温中止泻，涩肠固脱；清大肠能清热利湿通便，退肝胆之火。

【主治与应用】补大肠主治虚寒腹泻、痢疾、脱肛等虚证，清大肠主治湿热泄泻、身热腹痛、大便秘结、下痢赤白脓血等实证、热证。

临床上治疗痢疾、便秘，常用大肠一穴推 30 分钟，才能收到较好的效果。

● 小肠

【定位】在小指尺侧，自指尖至指根成一直线。

【操作】从指尖向指根方向直推为补小肠（图 112），反之则为清小肠。一般操作 100～300 次。

【作用】补小肠能滋阴补虚；清小肠能清热利尿，泌别清浊。

【主治与应用】补小肠主治阴虚水亏、下焦虚寒多尿、遗尿等病症。清小肠主治小便短赤不利、尿闭、水泻、目赤肿痛、口舌生疮等病症；若心经有热，下移小肠，可配合清天河水以加强清热利尿的作用。

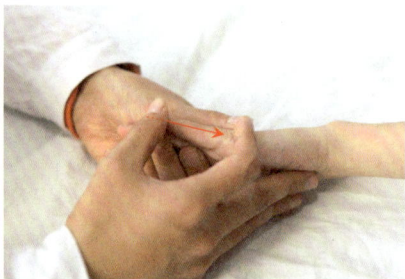

图 112　补小肠

● 肾顶

【定位】在小指顶端。

【操作】用拇指或中指指端按揉之，称揉肾顶（图 113）。一般揉 100～500 次。

【作用】具有收敛元气、固表止汗等功效。

【主治与应用】主治自汗、盗汗、解颅、大汗淋漓不止等汗出病症。本穴为止汗要穴。阴虚盗汗配

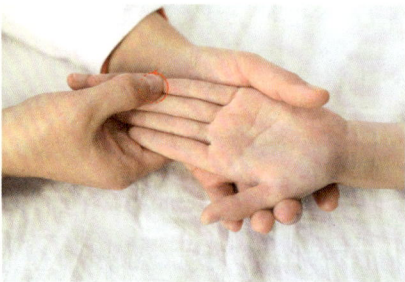

图 113　揉肾顶

揉二马，气虚者配补脾经、补肺经。

● 肾纹

【定位】在手掌面，小指第二指间关节（末节）横纹处。

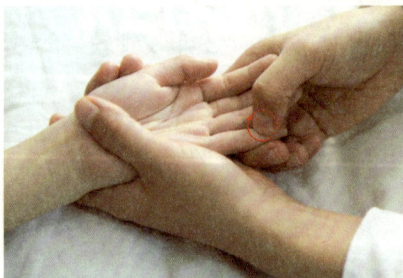

图 114　揉肾纹

【操作】用中指或拇指指端按揉之，称揉肾纹（图 114）。一般揉 100～500 次。

【作用】祛风明目，散结热。

【主治与应用】主治目赤肿痛、热毒内陷、郁热不散所致的高热惊厥、呼吸气凉、四肢逆冷、鹅口疮等病症。

● 掌小横纹

【定位】在小指根下，掌面尺侧纹头。

【操作】用中指或拇指指端按揉之，称揉掌小横纹（图 115）。一般揉 100～500 次。

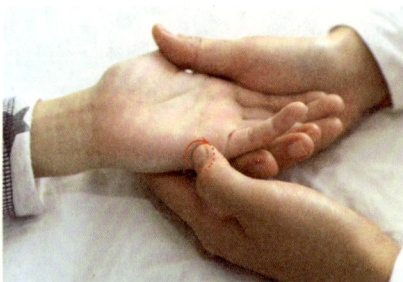

图 115　揉掌小横纹

【作用】具有开胸散结、清热化痰等作用。

【主治与应用】主治心肺郁热、痰热咳喘、口舌生疮、百日咳、流涎、肺炎等病症。临床上本穴对婴儿流口水严重者，有良效；用揉掌小横纹配合揉二马治疗肺部湿性啰音，有一定的疗效。

● 小横纹

【定位】在掌面食、中、环、小指的掌指关节横纹处。

【操作】以拇指桡侧推小横纹，来回推之，称推小横纹；用拇指甲依次掐之，继而揉之，称为掐揉小横纹。一般推 100～300 次，或掐 3～5 下。

【作用】具有清热除烦、消胀散结等作用。

【主治与应用】主治脾胃热结所致的腹胀、口唇破裂、口疮、发热、烦躁等症。临床上推小横纹配合揉二马治疗肺部干性啰音，有一定疗效。

● 四横纹

【定位】在掌面食、中、无名、小指的第一指间关节（近掌指关节）横纹处。

【操作】患儿四指并拢，施术者用拇指指端从食指横纹处推向小指横纹处，来回推之，称推四横纹（图116）；用拇指甲依次掐之并揉之，称掐揉四横纹。一般推100~300次，或掐3~5下。

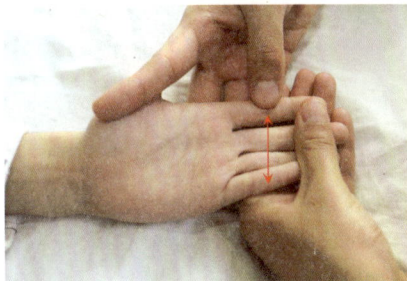

图 116　推四横纹

【作用】具有退热除烦、调和气血、消胀散结等作用。

【主治与应用】主治疳积、消化不良、厌食、腹胀腹痛、气血不和、惊风、气喘、口唇破裂等病症。临床上可用毫针或三棱针点刺本穴，配合捏脊治疗营养不良、疳积等，效果也好。

● 运土入水

【定位】在手掌面，自拇指根经掌根至小指根，沿手掌边缘成一条弧形曲线。

【操作】施术者用右手食、中指夹持固定患儿拇指，用拇指指端自患儿拇指根沿手掌边缘，经小天心（大小鱼际交界处）运至小指根，称运土入水（图117）。一般操作100~300次。

【作用】具有清脾胃湿热、利尿止泻等功效。

【主治与应用】主治脾胃湿热导致的脘腹胀满、腹泻、小便

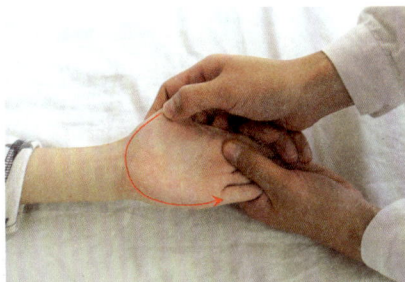

图 117　运土入水

短赤、痢疾等病症。

● 运水入土

【定位】在手掌面，自小指根经掌根至拇指根，沿手掌边缘成一条弧形曲线。

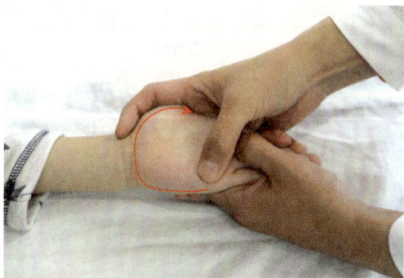

图118　运水入土

【操作】施术者用右手食、中指夹持固定患儿拇指，然后用拇指自患儿小指根沿手掌边缘，经小天心（大小鱼际交界处）运至拇指根，称运水入土（图118）。一般操作100～300次。

【作用】具有健脾止泻、润燥通便、消积化滞的功效。

【主治与应用】主治脾胃虚弱导致的腹泻、完谷不化、疳积、食欲不振、便秘等病症。

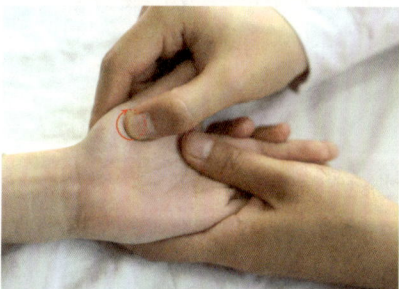

图119　揉板门

● 板门

【定位】在手掌大鱼际平面。

【操作】用拇指端揉之或运之，称为揉板门（图119）或运板门。用右手拇指桡侧自患儿板门推向大横纹，称板门推横纹（图120）；反之，称为横纹推板门（图121）。

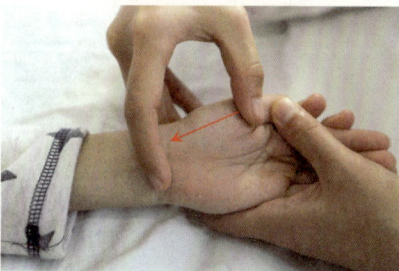

图120　板门推横纹

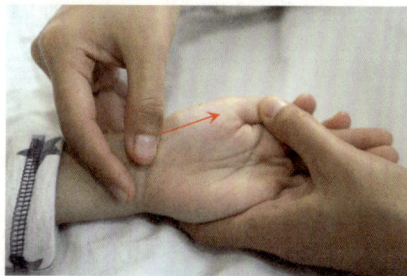

图121　横纹推板门

揉、推各 100～300 次。

【作用】揉板门能健脾和胃，消食化滞；板门推向横纹能止泻；横纹推向板门则能止呕吐。

【主治与应用】揉板门主治乳食停积、腹胀腹泻、食欲不振、呕吐、嗳气等病症；板门推向横纹主治乳食停滞引起的腹泻及各种泄泻；横纹推向板门主治胃气上逆而致的各种呕吐，多与推天柱骨配用，加强止呕吐疗效。

● 内劳宫

【定位】在掌心，屈指时当中指尖之下，属手厥阴心包经。

【操作】用拇指甲掐之，继以揉法，称掐揉内劳宫（图 122）；用中指端运之，称运内劳宫。

【作用】具有清热除烦、熄风凉血的功效。

【主治与应用】主治发热烦渴、五心烦热、口疮、齿龈糜烂、小便

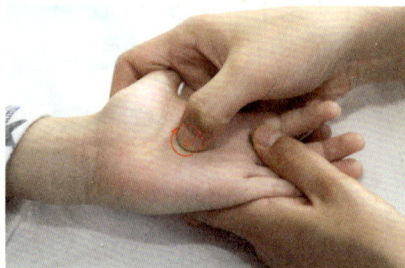

图 122 掐揉内劳宫

短赤、便血等症。本穴是清热除烦的效穴，推拿时可在内劳宫滴一滴凉水，用口边吹边揉，清热之力更强。

● 内八卦

【定位】以掌中心为圆心，以圆心至中指根横纹的 2/3 为半径，画一圆圈，八卦穴即在此圆圈上（对小天心者为坎，对中指者为离，在拇指侧离至坎半圆的中点为震，在小指侧半圆的中点为兑），共八个方位，即：乾、坎、艮、震、巽、离、坤、兑。

【操作】施术者用左手握住患儿左手四指，使其掌心向上，同时

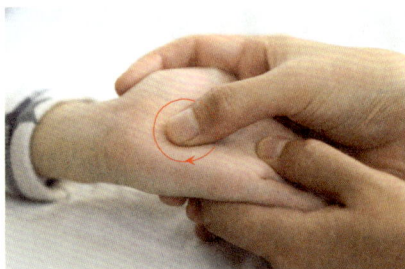

图 123 顺运内八卦

拇指按住离卦，再用右手食、中二指夹住固定患儿拇指，然后用拇指自患儿乾卦运至兑卦为1遍，称顺运内八卦（图123）；若从兑卦运至乾卦，称为逆运八卦（古人认为：在运至离宫时，应从患儿左手拇指上运过，以防动心火）。一般操作100～500次。

【作用】顺运八卦能宽胸理气，止咳化痰，行滞消食；逆运八卦能降气平喘。

【主治与应用】顺运八卦主治胸闷、咳嗽、气喘、呕吐、食积、腹胀、腹泻、食欲不振等病症，逆运八卦主治痰喘、呕吐等病症。

● 小天心

【定位】在大小鱼际之间的凹陷中。

【操作】用中指指端揉之，称揉小天心（图124）；用拇指甲掐之，称掐小天心；用中指尖或屈曲的指间关节捣之，称捣小天心。一般揉100～300次，或掐、捣各5～20下。

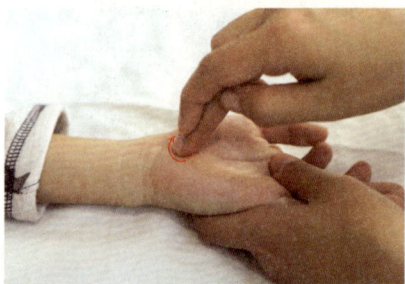

【作用】揉小天心能清热、镇惊、利尿、明目。捣、掐小天心能镇惊安神。

图124 揉小天心

【主治与应用】揉小天心主治目赤肿痛、口舌生疮、惊惕不安、小便短赤等症。捣、掐小天心主治夜啼、惊风抽搐等病症，眼上翻者向下掐、捣，右斜视者向左掐、捣，左斜视者向右掐、捣。此外，本穴对新生儿硬皮症、黄疸、遗尿、水肿、痘疹欲出不透者亦有效。

● 总筋

【定位】仰掌，在掌后腕横纹中点。

【操作】施术者一手握患儿左手，使其掌心向上，用另一手拇指甲掐之，称掐总筋；用拇指或中指指端揉之，称揉总筋（图125）。一般掐3～5下，或揉100～300次。

【作用】揉总筋能清心热、散结，通调周身气机；掐总筋能止痉定惊。

【主治与应用】揉总筋主治口舌生疮、潮热、夜啼、牙痛等病症，掐总筋主治惊风、四肢抽掣等病症。

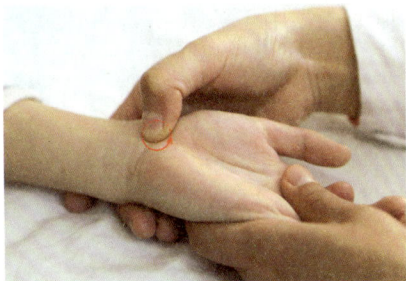
图 125　揉总筋

● **大横纹**

【定位】在手掌面，掌后横纹，近拇指端称阳池，近小指端称阴池。

【操作】用两拇指自总筋（掌后横纹中点）向两旁分推，称分推大横纹（图 126），又称分手阴阳；自两旁（阴池、阳池）向总筋合推，称合手阴阳。一般推 30～50 次。

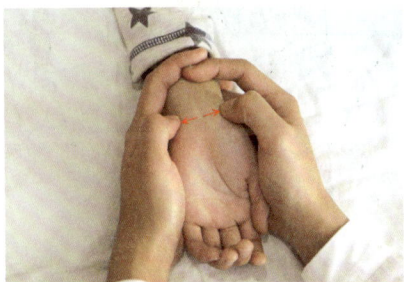
图 126　分推大横纹

【作用】分阴阳能平衡阴阳，调和气血，行滞消食；合阴阳能行痰散结。

【主治与应用】分阴阳主治寒热往来、烦躁不安、乳食停滞、腹胀、腹泻、呕吐、痢疾等病症；实热证阴池宜重分，虚寒证阳池宜重分。合阴阳主治痰结喘嗽、胸闷等症。

● **老龙**

【定位】在中指甲下 1 分处。

【操作】用拇指甲掐之，称掐老龙（图 127）。掐 5 下，或醒后即止。

【作用】具有开窍醒神的作用。

【主治与应用】主治急惊风、高热神昏、惊厥抽搐、不省人事等。

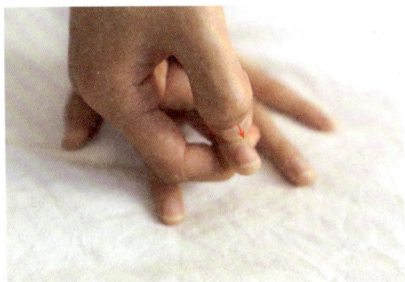
图 127　掐老龙

本穴主要用于急救：若急惊暴死，掐之知痛有声者易治；不知痛而无声者，一般难治。

● **十宣**

【定位】位于手十指尖端，距指甲游离缘 0.1 寸，左右共 10 个穴位（图 128）。

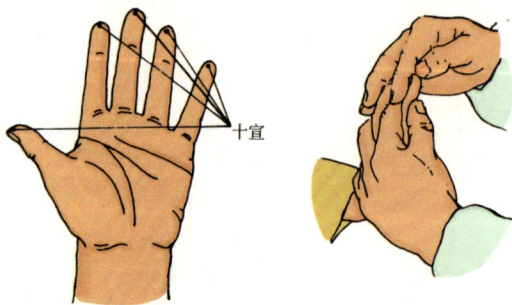

图 128　十宣

【操作】用左手握患儿之手，使其手腕背伸，手指向上，再用右手拇指甲先掐患儿中指尖，然后逐指掐之，称掐十宣。各掐 3~5 下，或醒后即止。

【作用】清热除烦，醒神开窍。

【主治与应用】主治高热惊风、抽搐、昏厥、两目上视、烦躁不安、神呆等症。本穴主要用于急救，多与掐人中、掐老龙、掐小天心等合用。

● **二扇门**

【定位】在手背中指掌指关节两侧的凹陷处。

【操作】用两拇指或食、中指指端揉之或掐之，称揉二扇门（图 129）或掐二扇门（图 130）。一般揉 100~500 次，或掐 3~5 下。

【作用】发汗透表，退热平喘。

【主治与应用】主治感冒、伤风、发热无汗、痰喘气粗、呼吸不

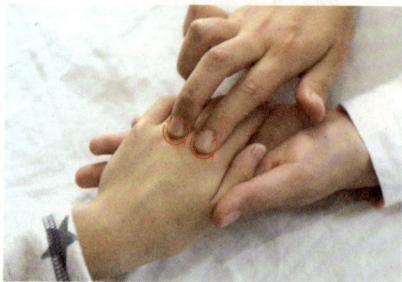

图 129　揉二扇门

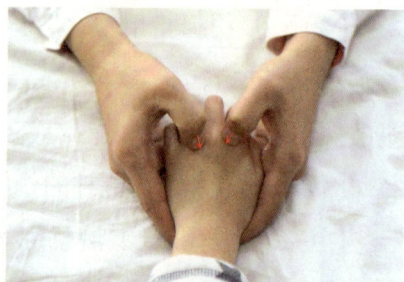

图 130　掐二扇门

畅、急惊风、口眼歪斜等病症。本穴为发汗效穴，性温，发散之力强，易耗伤阳气，故对体虚者慎用。若须用时，先补脾经、补肾经、揉肾顶以固表止汗，再用汗法；操作时要稍用力，速度宜快。

● 二人上马（上马、二马）

【定位】在手背无名指及小指掌指关节之间后方的凹陷中。

【操作】施术者用左手握住患儿左手，使其手心向下，再用右手拇指甲掐之或揉之，称掐二人上马（图131）或揉上马。一般掐3～5下，或揉100～500次。

【作用】补肾滋阴，顺气散结，利尿通淋。

【主治与应用】主治虚热喘咳、小便赤涩、淋证、遗尿、脱肛、腹痛、牙痛、睡时磨牙、消化不良等病症。本穴为补肾滋阴的要

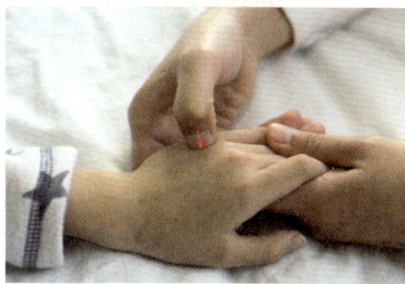

图131　掐二人上马

穴，常与其他补益穴合用。对体质虚弱、肺部有干性啰音者，可配揉小横纹；有湿性啰音者，配伍揉掌小横纹，多揉有效。

● 外劳宫

【定位】在手背中央，与内劳宫穴相对。

【操作】用拇指甲揉之或掐之，称揉外劳宫（图132）或掐外劳宫。一般揉100～300次，或掐3～5下。

【作用】温阳散寒，升阳举陷，发汗解表。

【主治与应用】主治腹痛肠鸣、腹泻腹胀、完谷不化、风寒感冒、鼻塞流涕、痢疾、脱肛、疝气、遗尿、咳嗽、气喘等病症。本穴性温，主治一切寒证，不论外

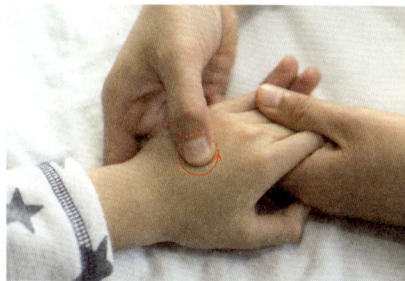

图132　揉外劳宫

感、内伤皆宜。

● 五指节

【定位】在掌背五指第一指间关节处。

【操作】施术者用左手握患儿左手，使其掌面向下，然后用右手拇指甲由患儿小指或拇指开始依次掐之，继以揉法，称掐揉五指节（图133）。一般掐各 3 ~ 5 下，或揉、搓各 30 ~ 50 次。

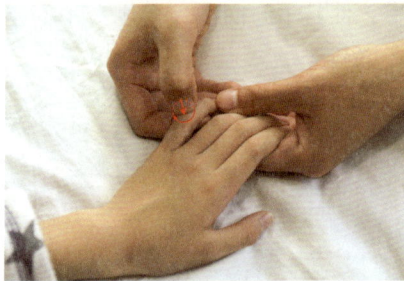

图 133　掐揉五指节

【作用】祛风化痰，通窍，安神镇惊。

【主治与应用】主治惊风、咳嗽风痰、吐涎、惊惕不安、口眼歪斜等病症。捻搓五指节可治疗扭挫伤引起的关节肿痛、屈伸不利等症。经常揉该穴可增强小儿智力，用于保健。

● 威灵

【定位】在手背食指、中指掌骨歧缝间。

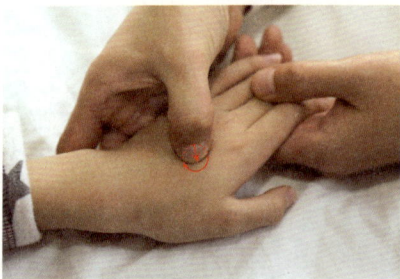

图 134　掐揉威灵

【操作】施术者用拇指甲掐之，继以揉法，称为掐揉威灵（图134）。一般操作 5 ~ 10 次，或醒后即止。

【作用】开窍，醒神，镇惊。

【主治与应用】主治急惊暴死、惊风抽搐、昏迷不醒等急症。本穴主要用于急救。

● 精宁

【定位】在手背无名指、小指掌骨歧缝间。

【操作】用拇指甲掐揉之，称掐揉精宁（图135）。一般操作 5 ~ 10次。

【作用】行气破结，消积化痰。

【主治与应用】主治痰食积聚、痰鸣气喘、干呕、疳积及急惊昏厥等病症。本法常与掐威灵合用，用于昏迷不醒，以加强开窍醒神的功效。

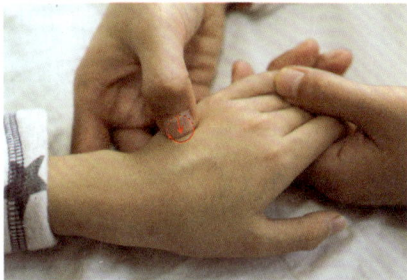

图 135　掐揉精宁

● 左端正

【定位】在中指桡侧，指甲根旁开 1 分处。

【操作】用拇指甲掐之，继以揉法，称掐揉左端正。一般掐揉 3 ~ 5 下。

【作用】升提中气，止泻痢，醒神开窍。

【主治与应用】主治痢疾、霍乱、水泻等病症，常与推脾经、推大肠等合用。掐之能醒神开窍，主治惊风。

● 右端正

【定位】在中指尺侧，指甲根旁开 1 分处（赤白肉际处）。

【操作】用拇指甲掐之，继以揉法，称掐揉右端正。一般操作 3~5 下。

【作用】降逆止呕，止血。

【主治与应用】主治胃气上逆引起的恶心呕吐、鼻衄等症。临床上本穴常与掐老龙、清肝经合用，多用于小儿惊风。本穴是治疗鼻衄的效穴，可用细绳由中指末节横纹起扎至指端（不可过紧），扎好后让患儿静卧。掐之则开窍醒神，用于急救。

● 合谷

【定位】在手背拇指、食指掌骨之间，近第二掌骨中点的桡侧。

【操作】用拇指甲掐之，继以揉法，称掐揉合谷（图 136）。一般掐揉 5 ~ 20 次。

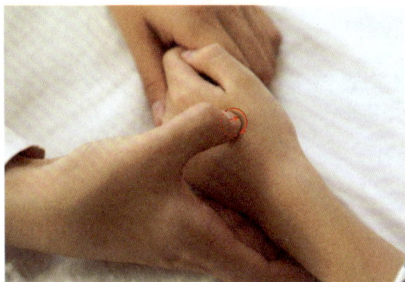

图 136　掐揉合谷

【作用】清热利咽，通络止痛。

【主治与应用】主治发热无汗、头痛、项强、面瘫、目赤肿痛、齿痛、咽喉痛、口疮、口眼歪斜、口噤不开以及上肢桡侧病症等。

● 外八卦

【定位】在手背，外劳宫穴周围，与内八卦相对处。

【操作】用拇指做顺时针方向掐运，称运外八卦。一般操作100～300次。

【作用】宽胸理气，散结通滞。

【主治与应用】主治胸闷、腹胀、食积、便秘等病症。

● 少商

【定位】在拇指桡侧缘，距指甲角约0.1寸。

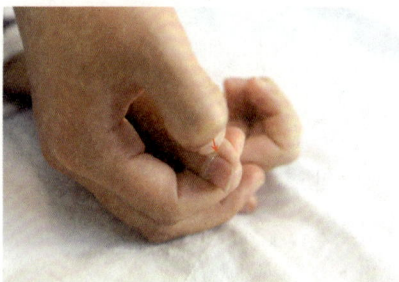

图137　掐少商

【操作】用右手拇指甲重掐之，称掐少商（图137）。一般掐5～20下。

【作用】清热利咽，醒神开窍。

【主治与应用】主治发热、咳嗽、咽喉肿痛、昏迷、呼吸衰竭、窒息、心烦口渴、口疮等病症。

● 商阳

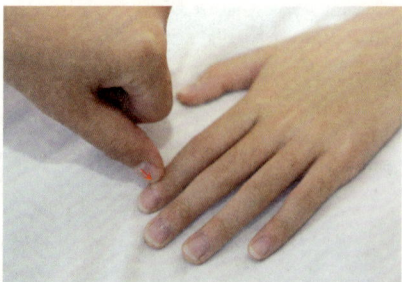

图138　掐商阳

【定位】在食指桡侧缘，距指甲角约0.1寸。

【操作】用右手拇指甲重掐之，称掐商阳（图138）。一般掐5～20下。

【作用】清热利咽。

【主治与应用】主治发热、咽

喉肿痛、耳聋耳鸣、面肿、口干、喘咳等病症。

● **中冲**

【定位】在中指末节尖端（图 139）。

【操作】用右手拇指甲重掐之，称掐中冲（图 140）。一般掐 5~20 下。

【作用】清热，通络，开窍。

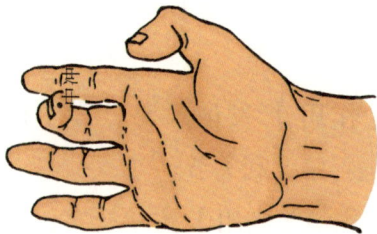

图 139　中冲

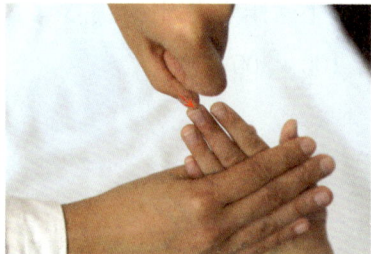

图 140　掐中冲

【主治与应用】主治发热烦闷、五心烦热、口疮、弄舌、木舌、心绞痛、中暑、昏迷、舌强不语、小儿夜啼等病症。

● **关冲**

【定位】在无名指尺侧端，距指甲角后约 0.1 寸。

【操作】用右手拇指甲重掐之，称为掐关冲（图 141）。一般掐 5~20 下。

【作用】清热利咽，止头痛。

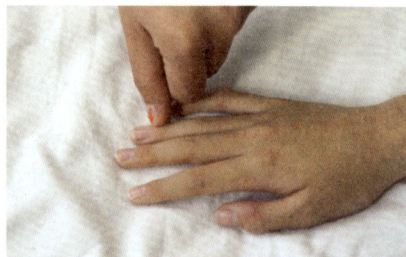

图 141　掐关冲

【主治与应用】主治发热、头痛、咽喉肿痛、结膜炎、语言不利、口干、食少等病症。

● **少泽**

【定位】在小指尺侧，距指甲角约 0.1 寸处。

【操作】用右手拇指甲掐之，称为掐少泽（图 142）。一般掐 5~20 下。

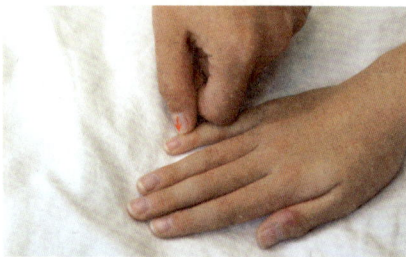

图 142　掐少泽

【作用】退热，止惊，通络。

【主治与应用】主治身热无汗、乳蛾、头痛、痰喘、喉痹、耳聋、耳鸣、口疮、木舌、重舌等病症。

● 一窝风

【定位】在手背腕横纹中点凹陷处。

【操作】用中指或拇指指端按揉之，称揉一窝风（图143）。一般揉100～300次。

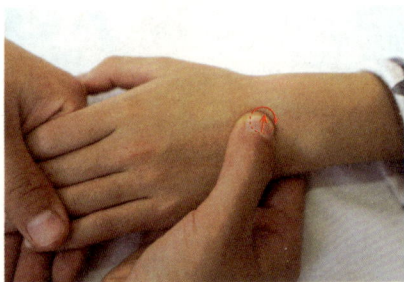

图143　揉一窝风

【作用】发散风寒，温中行气，通经络，利关节。

【主治与应用】主治受寒、食积引起的腹痛肠鸣、关节痹痛、伤风感冒、急慢惊风等病症。本穴的主要功效是止腹痛，对于因受凉、食积各种原因引起的腹痛均有效，常配合拿肚角等应用。该穴还具有温经通络的作用，对于风湿性关节炎亦有一定效果。一窝风主治腹痛，又能驱散经络之寒以治痹痛，与外劳宫的区别是后者主要用于脏腑积寒与气虚下陷之证。

● 膊阳池

【定位】在手背一窝风（腕横纹）上3寸处。

【操作】用右手拇指甲掐之，继以揉法，称为掐揉膊阳池（图144）；

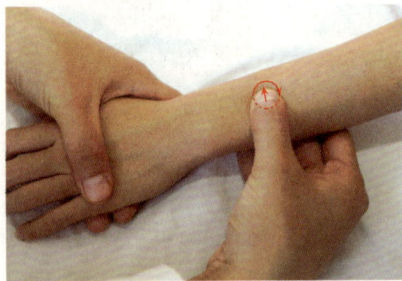

图144　掐揉膊阳池

或用中指指端揉之，称揉膊阳池。一般掐3～5下，或揉100～300次。

【作用】疏风解表，通利二便。

【主治与应用】主治便秘、小便短赤、感冒、头痛等病症。本穴是治疗便秘的效穴，对不论何种原因导致的便秘，均有良效。

● 曲池

【定位】屈肘，在肘横纹外侧端与肱骨外上髁连线的中点，属手阳明大肠经。

【操作】用拇指甲掐之，继以揉法，称掐揉曲池（图145）。一般掐揉30~50次。

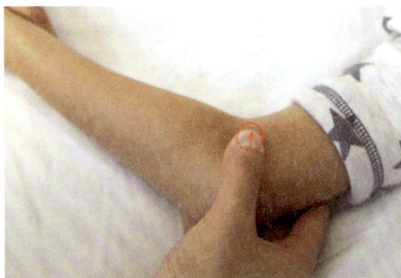
图145　掐揉曲池

【作用】清热，解表，利咽。

【主治与应用】主治风热感冒、咽喉肿痛、上肢痿软、抽掣、咳喘、嗳气、腹痛、呕吐、泄泻等病症。

● 洪池

【定位】在肘关节内侧，肘横纹中点。

【操作】一手拇指按于穴位，一手拿其四指摇之，称按摇洪池。一般摇5~10下。

【作用】调和气血，通经活络。

【主治与应用】主治气血不和、关节疼痛不利等症。治疗气血不和，可与分手阴阳合用。

● 肘肘

【定位】在肘关节鹰嘴突（肘尖）处。

【操作】先用左手拿住患儿肘肘（肘尖），再用右手拇、食二指插入患儿虎口，拇指在内，食指在外，同时用中指按住兑宫（小指根下），然后屈患儿之手上下摇之，称摇肘肘。一般摇20~30下。

【作用】通经活络，顺气生血，化痰消积。

【主治与应用】主治气血不和、痹痛、痞块、痰鸣喘嗽、急惊风等病症。本穴多与其他穴位配合应用，一般不单用。

● **拇腮**

【定位】在拇指背，指甲根中点下约1分处。

【操作】用拇指甲掐之或揉之，称为掐拇腮或揉拇腮。一般掐3~5下，或揉50~100次。

【作用】降逆止呕。

【主治与应用】主治恶心、呕吐。本穴多与推天柱骨、横纹推向板门等合用。

● **皮罢（肝记）**

【定位】在拇指尺侧，大指甲根旁开约1分处。

【操作】用拇指甲掐之，继以揉法，称掐皮罢。一般掐3~5下。

【作用】降气平喘，开窍醒神。

【主治与应用】主治哮喘、昏迷等病症。用于哮喘时可多掐重揉，可配伍揉肺腧、分推肩胛骨等，以加强平喘的作用。

● **甘载**

【定位】在手背，拇指、食指掌骨交接处的凹陷中。

【操作】用拇指端掐之，继以揉法，称掐甘载。一般掐5~20下。

【作用】开窍醒神。

【主治与应用】主治神昏惊厥、不省人事、惊风抽搐等病症。本穴主要用于急救，多与掐人中、掐十宣等合用。

● **三关**

【定位】在前臂桡侧，自阳池（腕横纹）至曲池（肘横纹）成一直线。

【操作】用食、中二指指面，自腕横纹推向肘横纹，称推三关（图146）。一般推100~500次。

【作用】温阳散寒，益气活血，发汗解表，宣通表里。

【主治与应用】主治腹痛、泄泻、畏寒肢冷、四肢乏力、病后体虚、斑疹白疮、疹出不透及风寒感冒等一切虚、寒病症。本穴性温，能补养气血、温补下元，用于阳气不足、气血亏虚证，多与补脾经、补肾经、揉二马、运八卦等合用。此穴还能益气活血、温阳散寒、发汗解表，用于阴寒

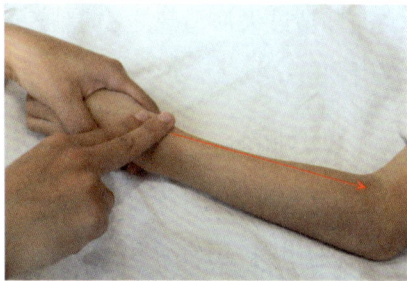

图146　推三关

内盛、外感表寒证时，多与推脾经、清肺经、运八卦、掐二扇门等合用。实证若用此穴，手法宜快而有力。

● **天河水**

【定位】在前臂掌侧正中，自腕横纹至肘横纹成一直线。

【操作】用食、中二指指腹自腕横纹推向肘横纹，称清天河水（图147）。自内劳宫推向肘横纹，称为大推天河水；将凉水滴于大横纹处，用食、中二指指面慢慢推至洪池，再用四指拍之，并用口吹气于天河穴透之，又称为引水上天河；先运内劳宫，再用食、中二指顶端自总筋、内关、间使循天河

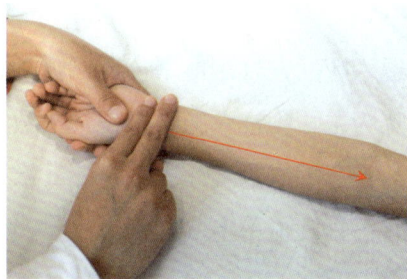

图147　清天河水

向上一起一落地打至洪池5～20遍，称为打马过天河。清天河水一般操作100～500次。

【作用】清热解表，泻火除烦，润燥结。

【主治与应用】主治外感发热、内热、潮热、烦躁不安、口渴、弄舌、重舌、惊风、口舌生疮、咳嗽、痰喘、咽痛等一切实热病症。

本穴性微凉，清天河水清热而不伤阴，虚热、实热皆可用，善清卫分、气分之热。由于操作方法不同，清热的功效也不同：清天河水较平和；大推天河水解热作用大于清天河水；引水上天河作用大于大推天河

水；打马过天河清热之力最强，只用于实热病症。临床上清天河水最为常用。

● 六腑

【定位】在前臂尺侧缘，自肘横纹至腕横纹成一直线。

【操作】用食、中指指面自肘横纹推向腕横纹，称为推六腑（图148）或退六腑。一般推100～300次。

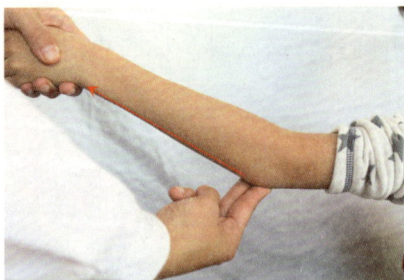

图148　推六腑

【作用】清热，凉血，解毒。

【主治与应用】主治高热、烦渴、惊风、鹅口疮、木舌、重舌、咽痛、痄腮、大便秘结干燥、热痢等一切实热病症。

本穴性寒凉，善清营、血分之热，功专清热凉血解毒。推三关、退六腑两穴合用能平衡阴阳，防止大凉、大热伤其正气。如寒热夹杂以热为主，则推六腑与推三关次数之比为三比一；若以寒为主，则推六腑与推三关次数之比为一比三；次数相等，可调和阴阳。若患儿平素脾虚腹泻，则慎用本法。

第六节　下肢部穴位

● 箕门

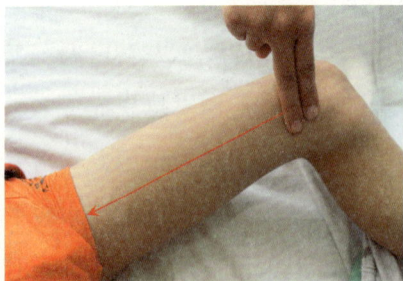

图149　推箕门

【定位】在大腿内侧，自膝盖上缘至腹股沟成一直线。

【操作】将食、中二指并拢，自患儿膝关节内侧向上推至腹股沟，称为推箕门（图149）。一般推100～300次。

【作用】利尿，清热。

【主治与应用】主治尿潴留（癃闭）、水泻、小便短赤、淋证等病症。推箕门性平和，具有较好的利尿作用；单推此穴，效果亦佳。

● 膝眼

【定位】在膝盖骨之下两旁的凹陷中，分别为内膝眼和外膝眼。

【操作】令患儿下肢伸直，用拇、食二指相对用力拿之，继以揉法，称拿膝眼（图150）。一般拿5~10次。

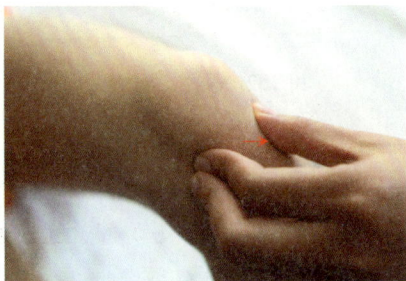
图150　拿膝眼

【作用】止惊，通络止痛。

【主治与应用】主治惊风、抽搐、下肢痿软无力、膝关节疼痛及功能障碍等病症。

● 百虫窝

【定位】在膝上内侧，髌底内侧端上3寸，即脾经血海穴上1寸。

【操作】用拇指按之或揉之，称按百虫或揉百虫（图151）；用拇指拿之，称拿百虫。一般按0.5~1分钟，或揉30~50次，或拿3~5次。

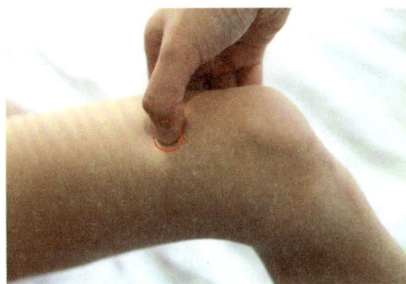
图151　揉百虫

【作用】通经络，止抽搐。

【主治与应用】主治下肢痿痹、四肢抽搐等症。治疗下肢瘫痪和痹痛，常与按揉足三里、拿委中、按承山等合用。治疗惊风抽搐，多与清肝经、掐人中等配伍应用。

●三阴交

【定位】在内踝尖直上3寸处。

【操作】用拇指或食指指端按揉之，称按揉三阴交（图152）。一般操

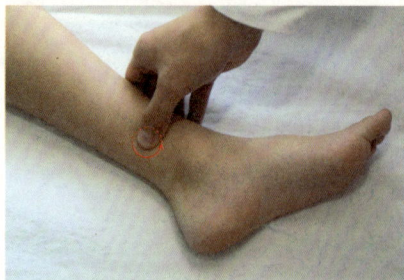

图 152　按揉三阴交

作 100~200 次。

【作用】疏利下焦，通调水道，通经活络，健脾利湿，助运化。

【主治与应用】主治癃闭、遗尿、小便频数、小便短赤不利、下肢痿痹、惊风及消化不良等病症。

● 解溪

【定位】在踝关节前横纹中点，两筋之间凹陷处，属足阳明胃经。

【操作】用拇指指端揉之，称为揉解溪（图 153）；用拇指甲掐之，称为掐解溪。一般揉 50~100 次，或掐 3~5 下。

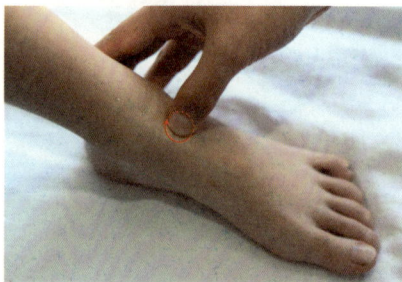

图 153　揉解溪

【作用】舒筋通络，止吐泻，解痉。

【主治与应用】主治踝关节伤筋及屈伸不利、惊风、呕吐、泄泻等病症。

● 足三里

【定位】在外膝眼（犊鼻穴）下 3 寸，胫骨外 1 横指处。

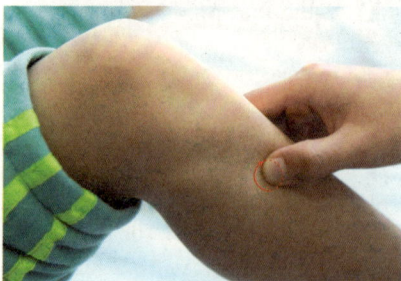

图 154　按揉足三里

【操作】用拇指指端按揉之，称为按揉足三里（图 154）。一般按揉 30~50 次。

【作用】健脾助运，调理胃肠，强壮身体。

【主治与应用】主治腹胀、腹泻、腹痛、呕吐、黄疸、食欲不振、大便秘结、面黄肌瘦、慢脾风、下肢痿痹及痰多喘促等病症。

● 前承山

【定位】在外膝眼下 8 寸，距胫骨前缘 1 横指处。

【操作】用拇指甲掐之，称为掐前承山；用拇指指端揉之，称揉前承山；拿之，称为拿前承山（图155）。一般掐 3～5 下，揉 50～100 次，拿 0.5～1 分钟或 3～5 次。

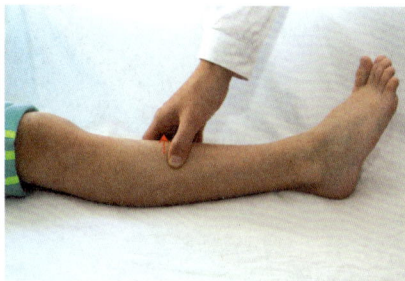

图 155　拿前承山

【作用】熄风止惊，舒筋通络。

【主治与应用】主治急惊风、下肢抽搐、角弓反张、腓肠肌痉挛及关节疼痛等病症。

● 后承山

【定位】踮脚尖时，在腓肠肌腹（腿肚）下的凹陷中（人字纹处），与前承山相对。

【操作】用拇指拿之或揉之，称拿后承山（图156）或称揉后承山。一般拿 5～10 次，或揉 50～100 次。

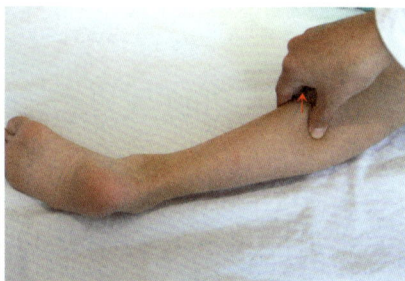

图 156　拿后承山

【作用】止抽搐，通经络，发汗，平喘，催眠，通便。

【主治与应用】主治惊风、抽搐、腿痛转筋、下肢痹痛、腰痛、气喘、不寐、腹泻、便秘等病症。临床上拿后承山有催眠作用。患儿大便秘结者，下推承山；腹泻者，上推承山。

● 委中

【定位】在腘窝中，两大筋中间。

【操作】用拇、食指指端扣拨腘窝中筋腱，称拿委中（图157）。一般拿 3～5 次。

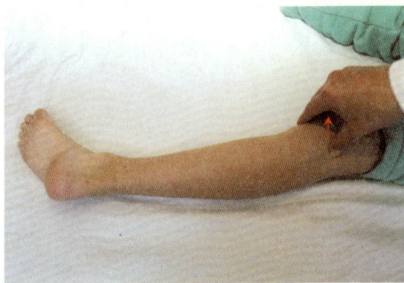

图 157　拿委中

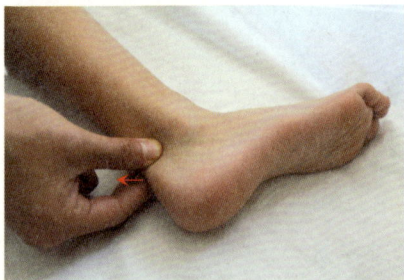

图 158　拿昆仑

【作用】止惊，通络。

【主治与应用】主治惊风、抽搐、下肢痿软无力和痹痛、腰背部疼痛等病症。本穴用捏挤法捏挤至局部出现瘀斑，可治疗中暑痧症。

● **昆仑**

【定位】在外踝尖与跟腱中间的凹陷处。

【操作】用拇指甲掐之，称为掐昆仑；用拇、中指相对用力拿之，称为拿昆仑（图158）。一般掐3～5下，拿0.5～1分钟或3～5次。

【作用】止惊，解肌通络。

【主治与应用】主治惊风、抽搐、头痛、项强及足跟疼痛等病症。本穴与拿仆参配合，可治疗足内翻、足跟痛。

● **涌泉**

【定位】屈趾，在足掌心前正中凹陷中，第二、三趾趾缝纹头端与足跟连线的前1/3处。

【操作】用拇指螺纹面向脚趾方向直推，称推涌泉；用指端揉，称揉涌泉（图159）。一般推、揉各50～100次。

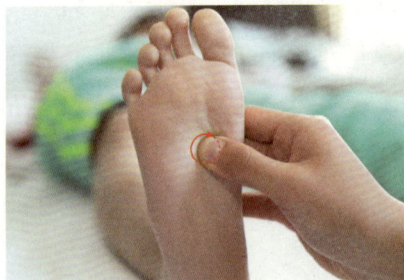

图 159　揉涌泉

【作用】引火归元，滋阴、退虚热，止吐泻。

【主治与应用】推涌泉主治五心烦热、烦躁不安等症。揉涌泉能止吐泻，左揉止吐，右揉止泻。

● **仆参**

【定位】在外踝下的凹陷中。

【操作】用拇指、食指指端拿之，称为拿仆参（图 160）。一般拿 3～5 次，或醒后即止。

【作用】开窍醒神，益肾健骨，舒筋通络。

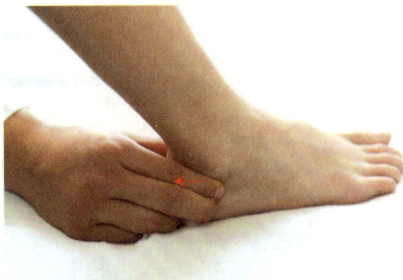

图 160　拿仆参

【主治与应用】主治昏厥、惊风、腰痛、足跟痛、霍乱转筋等病症。

第四章　常见病症治疗

第一节　消化系统病症

● 泄泻

泄泻又称消化不良、拉肚子、拉稀，临床表现为小儿大便次数增多，粪便稀薄如水样便，或夹有未消化的食物。3岁以下的婴幼儿更为多见，年龄越小发病率越高，多发于夏、秋季节。该病相当于现代医学的消化不良。若腹泻日久，易导致营养不良，影响生长发育。推拿治疗本病，疗效显著，一般1~3次即可痊愈。

【病因病机】

腹泻主要是由感受外邪、伤于乳食、脾胃虚弱或受惊吓引起的。

1.感受外邪：外感风、寒、暑、湿之邪，寒湿伤脾，脾失运化，水谷下趋大肠。

2.伤于乳食：内伤乳食，饥饱失度，脾胃受损，不能腐熟水谷。

3.脾胃虚弱：素体脾胃虚弱，无力运化水谷，水反为湿，谷反为滞，水谷留滞，下趋肠道而致腹泻。

4.受惊：小儿神气怯弱，若受大惊猝恐，则神伤气乱，肝失疏泄，横逆乘脾，脾之运化、升清失常而致泄泻。

【临床表现】

1.寒湿泻：大便清稀多沫，色淡黄、不臭，肠中鸣响，腹痛哭闹，口不渴，小便清长，面色淡白；舌苔白腻或薄白，脉濡缓，指纹色红。

2.伤食泻：腹痛腹胀，泻前哭闹，泻后痛减，大便量多、味酸臭，伴食欲不振、口臭、腹痛、嗳腐吞酸、呕吐酸馊、夜卧不安；苔厚或黄腻，脉滑，指纹色紫红而滞。

3.湿热泻：腹痛即泻，急迫暴注，色黄褐、热臭，或见少许黏液，伴身热、口渴、小便黄赤、肛门灼热疼痛；舌苔黄腻，脉滑数，指纹色紫。

4.脾虚泻：久泻不愈，或经常反复发作，面色萎黄，食欲不振，肌肉消瘦，神疲乏力，大便多为水状，或量不多（婴儿常伴随排气而出），或伴有不消化奶块及食物残渣，或食后不久即泻；舌质淡红、苔薄白，脉细弱或沉而无力，指纹色淡。

5.惊吓泻：受惊后即泻，便色发青，或伴有腹痛，白天惊惕不安，夜晚哭闹紧依母怀，毛发竖立，山根色青；苔薄白，脉弦或乍来乍数，指纹色青。

【处方配穴】

1.寒湿泻

治法：温中散寒，化湿止泻。

补脾经，补大肠，运土入水，推三关，揉外劳宫，揉一窝风，摩腹（补法），揉脐（补法），推上七节骨，揉龟尾，揉足三里。

2.伤食泻

治法：消食导滞，健脾助运。

补脾经，清大肠，揉板门，运内八卦，摩中脘，分推腹阴阳，摩腹（泻法），按揉足三里，揉天枢，推下七节骨，揉龟尾。

3.湿热泻

治法：清热利湿，调中止泻。

清脾经，清胃经，清大肠，清小肠，退六腑，摩腹（泻法），揉天枢，推下七节骨，揉龟尾。

4.脾虚泻

治法：健脾益气，温阳止泻。

补脾经，补大肠，揉外劳宫，摩腹（补法），揉脐（补），推三关，摩揉百会，推上七节骨，揉龟尾，捏脊。

5.惊吓泻

治法：止惊，健脾，止泻。

清肝经，掐揉五指节，捣、揉小天心，补脾经，补大肠，猿猴摘果，二龙戏珠，摩腹（平补平泻），推上七节骨，揉龟尾。若久泻不止，加揉脐和龟尾，并擦七节骨。

每日治疗1次，3次为1个疗程，至大便呈糊状无水，每日4~5次。

【病案举例】

例1李某，男，1岁。2013年5月20日初诊。

主诉：大便稀薄，伴有奶块3天。

病史：患儿于3天前过食鸡蛋后引起腹泻，每日6~7次，便稀，伴有奶块及不消化食物。泻前哭闹，泻后则安，伴嗳气、食欲不振。曾服用"妈咪爱"等治疗，效果不佳来诊。

查体：发育、营养佳，腹胀如鼓，大便量多，味酸臭，口臭；舌苔白厚腻，指纹色紫而滞。大便常规：脂肪球少许。

诊断：腹泻（伤食型）。

治疗：按伤食泻处方治疗1次后，次日大便2次，腹胀、嗳气等症状消失。

例2张某，女，6个月。2014年9月17日初诊。

主诉：腹泻1个月。

病史：患儿于1个月前原因不明发生腹泻，每日5~8次，大便稀薄，夹有不消化食物残渣及少量黏液，食后即泻，有时排气即泻。曾到某医院就诊，被诊为"肠炎"，给予口服蒙脱石散治疗5天后，效果不显，仍每日腹泻5~6次，伴食欲不振、睡眠不佳，前来就诊。

查体：体温正常，面色萎黄，肌肉消瘦，皮肤弹性正常，轻度腹胀；苔薄白，指纹色淡红。大便检查：白细胞（++）。

诊断：腹泻（脾虚型）。

治疗：按脾虚泄处方治疗 1 次后，大便每日 3 次，饮食好转。连续治疗 4 次后，大便每日 1 次，余症消失。

● 呕吐

呕吐是由于胃失和降，气机上逆，胃或肠道呈逆行蠕动所致。本病为小儿常见症状，可见于多种疾病中。小儿哺乳后，有少量乳汁从口角溢出，称为溢乳，不属于病态。此外，急腹症与消化道畸形所发生的呕吐，不属于本病论述的范围。

【病因病机】

呕吐的病因有寒邪客胃、胃有积热、乳食积滞以及跌仆惊恐等。

1. 寒邪客胃：若乳母过度进食寒凉生冷之物，导致乳汁寒薄；或小儿过多进食瓜果冷饮，寒停胃脘，中阳不运，胃失和降，寒邪上逆而发为呕吐。

2. 胃有积热：过多进食辛热之品，外感温热暑湿之邪，蕴结于胃脘，而致脾胃升降失常，胃气上逆，导致呕吐。

3. 乳食积滞：进食不规律，乳食过多，或过食肥甘，积滞于中脘，胃不受纳，脾失运化，胃失和降，发生呕吐。

4. 跌仆惊恐：因跌倒惊恐，气机逆乱，以致脾胃损伤，运化失司，胃失和降，气逆于上而发生呕吐。

【临床表现】

1. 胃寒吐：病情缓慢，病程长，饮食稍多即吐，吐物酸臭味不大，时发时止，时轻时重，四肢不温，腹痛喜暖，面色淡白，伴大便溏薄、小便清长；舌质淡、苔薄白，指纹色红，脉沉无力。

2. 胃热吐：食入即吐，呕吐物酸臭，胃脘疼痛或闷胀不适，身热，口渴、喜冷饮，烦躁不安，便秘或大便臭秽，小便短赤，唇干少津；舌红、苔黄腻，指纹色紫，脉滑数。

3. 伤食吐：吐物酸馊，胸闷，腹胀腹痛，不思乳食，嗳气，口臭，大便酸臭或便秘；舌苔厚腻，指纹色紫而滞，脉象滑。

4. 惊恐吐：受惊后呕吐暴作，或频吐清涎，心神不宁，白天惊惕不安，夜卧不宁，山根色青；脉弦数，指纹青紫。

【处方配穴】

1. 胃寒吐

治法：温中散寒，和胃降逆。

补脾经，运内八卦，摩揉中脘，推天柱骨，横纹推向板门，掐揉右端正，揉外劳宫，推三关，掐揉拇腮。

2. 胃热吐

治法：清热和胃，降逆止呕。

清脾经，清胃经，清大肠，横纹推向板门，清天河水，退六腑，推天柱骨，揉中脘，按弦走搓摩，推下七节骨。

3. 伤食吐

治法：消食导滞，和中降逆。

揉板门，补脾经，运内八卦，清大肠，揉中脘，分腹阴阳，揉足三里，推天柱骨，横纹推向板门，揉右端正。

4. 惊恐吐

治法：镇惊止吐。

捣揉小天心，清肝经，掐五指节，掐右端正，横纹推向板门，分手阴阳，补脾经，运内八卦，揉中脘，推天柱骨，按揉百会。

【病案举例】

王某，女，2 岁。2013 年 7 月 28 日初诊。

主诉：呕吐 2 天。

病史：患儿于昨日由于喂奶后又添加鸡蛋等食物，今日清晨起床后发生呕吐 3 次，吐物酸腐臭秽，伴嗳气、厌食，大便量多、味酸臭，前来就诊。

查体：患儿发育、营养佳，体温正常，神志清楚，手足心热，腹胀；舌苔白、厚腻，指纹紫，脉象滑。

诊断：呕吐（伤食吐）。

治疗：按伤食吐方法治疗 1 次后呕吐停止，次日巩固治疗 1

次，病愈。

● 呃逆

呃逆是指以胃气上逆扰动膈肌，气逆上冲，喉间呃呃连声，声短而频，难以自我控制为主要临床表现的病症。

【病因病机】

幼儿因为饮食不当，如进食过快，进食冷饮、热饮失度，或调护失宜，导致脾胃虚弱，或者因为受惊吓等，都可以发生本病。饮食不当、脾胃虚弱都可导致胃气失于和降，气逆动膈，则见呃逆；惊恐可以导致体内气机逆乱，胃气受到干扰，则会上逆作呃。

【临床表现】

1. 胃寒证：呃声沉缓有力，得热则减轻，遇寒则加重，口淡不渴，或渴喜热饮；苔白润，脉沉缓。

2. 胃热证：呃声洪亮有力，冲逆而出，口臭口渴，多喜冷饮，脘腹满闷，大便秘结，小便短赤；苔黄燥，脉滑数。

3. 脾胃阳虚证：呃声低长无力，泛吐清水，脘腹不舒，喜温喜按，手足不温，食少，大便溏薄；舌质淡、苔薄白，脉细弱。

4. 气机逆乱证：呃逆连声，听闻异常声响，独处时加重，脸色青黯，手足不温，大便色青；舌淡紫、苔薄白，脉紧数。

【处方配穴】

1. 胃寒

治法：温胃散寒，降逆止呃。

补脾经，补胃经，运内八卦，横纹推向板门，推三关，揉一窝风，揉中脘，凤凰展翅，摩腹（补法），按揉足三里。

2. 胃热

治法：清胃泄热，降逆止呃。

清胃经，揉板门，运内八卦，清天河水，按弦走搓摩，揉中脘，推四横纹，水底捞月，掐揉右端正，推下七节骨。

3. 脾胃阳虚

治法：健脾和胃，温中止呃。

补脾经，补胃经，横纹推向板门，推三关，揉一窝风，揉中脘，摩腹（补法），揉脾腧，揉胃腧，捏脊。

4.惊恐

治法：镇惊安神，理气止呃。

清肝经，补肾经，揉小天心，运内八卦，揉外劳宫，揉膻中，开天门，推坎宫，揉耳后高骨，掐揉五指节。

【病案举例】

王某，男，4岁。2014年6月8日初诊。

主诉：打嗝2天。

病史：患儿于昨日食入过多肉食后，午睡后开始呃逆，偶有停歇，影响睡眠和进食，伴有口臭、腹胀、便秘，前来就诊。

查体：患儿发育、营养佳，体温正常，神志清楚，手足心热，腹胀；舌红、苔黄腻，指纹紫，脉象滑。

诊断：呃逆（胃热型）。

治疗：按拟定方治疗1次后，呃逆停止，于下午排便，大便酸臭。

● 厌食

厌食是指小儿经常食欲不振、不思饮食甚至拒食的一种病症。日久则小儿精神疲惫、消瘦、抵抗力下降，影响生长发育，故应及时治疗。本病多发于6岁以下小儿。

【病因病机】

厌食主要是由于饮食不规律，或喂养不当，过食高营养的滋补食品，养成偏食习惯，导致脾胃损伤，或耗损胃阴。脾主运化，胃主受纳，胃阴伤则不思饮食，脾阳伤则运化失职。

【临床表现】

1.脾胃虚弱：不思饮食，甚至拒食，面色萎黄，体重减轻，神疲乏力，倦怠懒言，汗多，大便夹有不消化的食物残渣；舌质淡、苔薄白，指纹色淡，脉象细而无力。

2.胃阴不足：不欲饮食，口干，手足心热，便秘，小便短赤，皮肤干燥不润；舌质红或光红少津、无苔或少苔，脉细数，指纹色淡紫。

【处方配穴】

1.脾胃虚弱

治法：健脾胃，助运化。

补脾经，运内八卦，掐揉四横纹，摩中脘，摩腹（补法），按揉脾腧，揉胃腧，推三关，捏脊，揉足三里。

2.胃阴不足

治法：滋养胃阴。

补脾经，补胃经，运板门，运内八卦，揉二马，运内劳宫，揉脾腧，揉胃腧，揉三阴交，清大肠，清天河水，捏脊。

每日治疗1次，3次为1个疗程，可连续治疗1~3个疗程。

【病案举例】

辛某，男，2岁。2014年5月17日初诊。

主诉：不思食物1个月。

病史：患儿于1个月前过食油腻食物后，出现食欲不振，伴腹胀，曾服消食片、山楂丸等治疗，效果不佳。近日以来厌恶食物，口干欲饮，大便每隔2日1次，小便短赤，睡眠不宁，遂来诊。

查体：患儿体温正常，口唇干燥少津，腹部叩诊呈鼓音，手足心热，盗汗；舌质红、少苔，脉象细数，指纹色淡紫。

诊断：厌食（胃阴不足型）。

治疗：按拟定方治疗，每日1次。当日治疗后，次日能食少量食物，腹胀减轻。治疗3次后，饮食基本正常，腹胀消失，二便调，睡眠佳。又连续治疗3次巩固疗效，诸症消失，病愈。

● **腹胀**

腹胀是以自我感觉腹部胀满不适或客观检查发现腹部胀满为主要表现的一种常见消化系统病症。

【病因病机】

形成腹胀的原因有很多：或因暴饮暴食，或过食寒凉、辛辣食物，或病后体弱，都能形成本病。暴饮暴食，饮食阻滞中焦，气机升降失常；过食辛辣、寒凉，损伤胃肠，湿热、寒湿郁阻于中焦，导致气机阻滞；病后脾胃功能低下，运化不及，气机郁阻，各种原因造成中焦气机痞塞不通，是造成本病的基本病机。

【临床表现】

1. 伤食证：腹部胀满，进食尤甚，拒按，嗳腐吞酸，恶食呕吐，大便不调，矢气频作，气味臭恶；舌苔厚腻，脉滑。

2. 湿热证：腹部胀满不适，或嘈杂不舒，恶心呕吐，口干不欲饮，口苦，纳少；舌红、苔黄腻，脉滑数。

3. 寒湿证：腹部胀满不舒，饮食减少或不思饮食，口中黏腻，大便溏泄，肢体困倦沉重，面色晦黄；舌淡胖、苔白腻，脉濡缓。

4. 脾胃虚弱证：腹部胀满，时轻时重，喜温喜按，纳呆便溏，精神差，无力哭闹，懒言，语声低微；舌质淡、苔薄白，脉细弱。

【处方配穴】

1. 伤食证

治法：消食导滞，理气除胀。

清脾经，清胃经，清大肠，运内八卦，揉板门，推四横纹，分手阴阳，分腹阴阳，揉中脘，揉天枢，摩腹（泻法），推下七节骨。

2. 湿热证

治法：清利湿热，消胀除满。

清脾经，清胃经，清小肠，清大肠，运内八卦，捣揉小天心，清天河水，揉小横纹，摩腹（泻法），分腹阴阳，推下七节骨。

3. 寒湿证

治法：温阳散寒，利湿除胀。

补脾经，清胃经，运内八卦，揉外劳，推三关，清小肠，摩腹（平补平泻），揉中脘，揉脐，揉天枢。

4. 脾胃虚弱证

治法：健脾助运，理气消胀。

补脾经，补胃经，运内八卦，推四横纹，推三关，揉一窝风，揉中脘，摩腹（补法），揉脐，揉脾腧，揉胃腧，按揉足三里。

【病案举例】

苏某，男，2岁。2014年2月27日初诊。

主诉：腹胀15天。

病史：患儿于半月前受凉后腹泻，服用蒙脱石散后腹泻止。随后出现食欲不振、腹胀、精神倦怠，前来就诊。

查体：患儿发育、营养一般，体温正常，腹胀，手脚欠温，大便溏薄；舌淡、苔薄白，指纹淡红。

诊断：腹胀（脾胃虚弱型）。

治疗：按拟定方治疗1次后，腹胀减轻，食欲有所好转。继续治疗6次，病愈。

● 腹痛

腹痛是指胃以下腹部、脐周发生的疼痛，是临床上小儿常见的病症，可见于多种疾病中。小儿急腹症的腹痛不属于本病范畴。当小儿哭闹不停，换尿布或喂奶后没有停止，身体呈蜷缩状，皱眉哭泣时，应当考虑腹痛的可能性。肠系膜淋巴结炎是引起小儿腹痛的常见病和多发病，多见于学龄前儿童，男童发病率较高，亦属于本病范畴。

【病因病机】

腹痛的病因有寒凝腹痛、乳食积滞、脾胃虚寒以及蛔虫感染等。

1.寒凝腹痛：护理不当，气候突变，小儿腹部感受风寒，寒凝经络，不通则痛。

2.乳食积滞：乳食不规律，暴饮暴食，过食肥甘，食滞中焦，气机受阻，升降失和，传化失职，而致腹痛。

3.脾胃虚寒：素体脾胃虚弱，或久病脾虚，脾阳不振，寒湿留滞胃肠，气血不足以温养而致腹痛。

4.蛔虫感染：感染蛔虫，虫多扭结成团，气机阻滞而致腹痛。

【临床表现】

1.寒痛：受凉或饮食生冷后发生腹痛，哭闹不宁，得寒痛甚，得热痛减，腹痛拒按，伴大便清稀、小便清长，手足欠温，面色青白；舌苔薄白，指纹色红。

2.伤食痛：腹胀腹痛，疼痛拒按，伴嗳腐吞酸，手足心热，食欲不振，排气多，大便量多、酸臭或便秘；舌苔厚腻，脉象滑数，指纹紫而滞。

3.虚寒腹痛：腹痛隐隐，喜温喜按，面色萎黄，形体消瘦，倦怠懒言，不思饮食，或大便溏薄；舌淡、苔薄白，指纹色淡，脉细弱。

4.虫痛：腹痛突然发作，以脐周为甚，时作时止。或喜食异物，夜间磨牙。有时可在腹部摸到蠕动的块状物，时隐时现；面部有虫斑（红斑而中间色白），巩膜有蓝点或蓝斑，唇内有白色粟粒状颗粒。有便虫病史，夜间观察肛门有蛔虫爬出。甚者，蛔虫窜到胆道，剧痛如钻顶，时作时止，伴有呕吐。

【处方配穴】

1.寒痛

治法：温中散寒，理气止痛。

补脾经，揉外劳宫，推三关，揉一窝风，摩腹（补法），拿肚角，揉足三里。

2.伤食痛

治法：消食导滞，和中止痛。

补脾经，运板门，运内八卦，揉中脘，摩腹（泻法），揉足三里，揉上巨虚，揉天枢，清大肠，分腹阴阳，拿肚角，揉一窝风。

3.虚寒腹痛

治法：温补脾肾，理气止痛。

补脾经，补肾经，推三关，揉外劳宫，揉中脘，揉足三里，揉一窝风，摩腹（补法），揉脐，捏脊。

4.虫痛

治法：温中行气，安蛔止痛。

揉一窝风，推三关，顺运内八卦，揉外劳宫，摩腹（泻法），揉脐，拿肚角，按脾腧，按胃腧，按足三里，按揉肝腧、胆腧或背部压痛点。将患儿内衣每日更换，并用热水烫洗。

每日1~2次，3~6日为1个疗程。

【病案举例】

袁某，男，3岁。2013年5月4日初诊。

主诉：腹部疼痛3天。

病史：患儿不思饮食日久，偏食。3日前腹部疼痛，痛时喜按喜温，时作时止，每日发作5~6次，每次持续3~5分钟，前来就诊。

查体：患儿面色萎黄，神疲乏力，倦怠懒言，肌肉偏瘦。腹软，肝脾无肿大，上腹部正中轻度压痛。舌淡、苔白，指纹色淡，脉象细弱。

诊断：腹痛（虚寒型）。

治疗：按拟定方法每日治疗1次，当治疗2次后，腹痛减轻，每日发作1~2次；又连续治疗2次，腹痛停止。

● 疳积

疳积分为疳证和积滞。积滞是以不思饮食、肌肉消瘦、大便不调为特征的一种慢性消化功能紊乱的综合征。疳证是以形体消瘦、毛发枯疏、腹大青筋、神疲乏力为特征的慢性营养障碍性疾病。疳证和积滞在临床中往往并见，有轻重程度的不同，积滞进一步发展而成疳。

【病因病机】

小儿乳食不规律，过食肥甘，脾胃受损，胃失受纳，脾失运化，升降失调，导致积滞；积滞日久，进一步损伤脾胃。或因小儿脾胃虚弱，腐熟无力，使乳食停滞脾胃，阻碍气机，日久致使患儿营养失调，身体虚弱，耗气伤津。或因感染虫积和某些慢性疾病，转化为疳。

【临床表现】

1. 积滞伤脾：体重减轻，消瘦，腹胀，不思饮食，精神萎靡，夜卧不安，大便不调，常有恶臭；舌苔厚腻，脉滑，指纹色淡而略紫。

2.气血两亏：面黄肌瘦，毛发枯黄稀疏，骨瘦如柴，精神萎靡，睡卧不宁，啼声低弱，四肢不温，腹部凹陷或肚大青筋显露，大便溏薄，发育障碍；舌质淡红、苔薄白，指纹色淡，脉象沉细无力。

【处方配穴】

1.积滞伤脾

治法：消积导滞，调理脾胃。

补脾经，揉板门，推四横纹，运内八卦，摩中脘，分腹阴阳，揉天枢，揉足三里，猿猴摘果。

2.气血两亏

治法：补益气血，温中健脾。

补脾经，推三关，揉外劳宫，运内八卦，掐揉四横纹，按揉足三里，摩揉中脘，揉脾腧，揉胃腧，捏脊，摇肘肘。

每日1次，6次为1个疗程，可连续治疗2~3个疗程。

本病也可单用捏脊法配合针刺四横纹治疗，隔日1次或每周治疗2次，亦有良效。

【病案举例】

杨某，男，3岁。2012年7月4日初诊。

主诉：不思饮食，腹大青筋。

病史：患儿于1年前开始出现食欲不振、大便溏薄、腹胀、夜卧不宁，曾服山楂丸、王氏保赤丸等药物治疗，无明显效果。近来形体逐渐消瘦，体重不增，头发稀疏，面色萎黄，遂来诊。

查体：患儿精神萎靡，发育、营养欠佳，面色萎黄，口唇、指甲淡白无华，贫血貌，手足不温，肌肉瘦削，骨瘦如柴，身高、体重均低于同龄儿。腹大青筋显露，肝脾未触及。舌质淡红、苔薄白，指纹淡红，脉象沉细无力。

诊断：疳积（气血两虚型）。

治疗：按拟定方法每日治疗1次，治疗3次后，患儿思饮食，腹胀减轻，大便成形，睡眠佳。当连续治疗12次后，患儿饮食明显改善，体重增长 1.5 公斤，二便调。为巩固疗效，继续治疗，共治疗 24 次后，患儿面色红润有光泽，精神佳，饮食倍增，诸症消失。再单用捏脊法，每日 1 次，每次施术 5~6 遍，治疗 1 个月。半年后随访，体重、身高、智商均达到同龄儿童正常水平。

● 便秘

便秘是指大便次数减少，排便时间延长，或有便意而排便困难。

【病因病机】

便秘是由于饮食所伤，肠胃积热或体质虚弱所致。

1. 实秘：饮食不规律，过食辛热厚味，导致肠胃积热，气滞不行；或因热病津液亏虚，导致肠道燥热，津液失于布散而不能下润，于是排出困难。

2. 虚秘：先天不足，身体虚弱，或病后体虚，气血不足，气虚则大肠传送无力，血虚津少则不能滋润大肠，以致大便排出困难。

【临床表现】

1. 实秘：大便干结，面赤身热、汗出，口臭、唇红，胸胁痞满，纳食减少，腹胀腹痛，小便短赤；舌红、苔黄腻或黄燥，脉滑数，指纹色紫。

2. 虚秘：大便时间长，便秘不畅，或大便不干难下，面白无华，形瘦乏力，倦怠懒言，颜面汗出或自汗；舌质淡红、苔薄白，指纹色淡，脉沉细无力。

【处方配穴】

1. 实秘

治法：清热通便，顺气行滞。

清大肠，运内八卦，退六腑，按揉膊阳池，推四横纹，摩腹（泻法），揉天枢，揉足三里，推下七节骨，揉龟尾，按弦走搓摩。

2. 虚秘

治法：益气养血，滋阴润燥。

补脾经，揉二马，补小肠，补肾经，清大肠，推三关，按揉膊阳池，揉肾腧，按揉足三里，捏脊。

每日1次，3~6次为1个疗程。多饮水，多食瓜果蔬菜。

【病案举例】

张某，女，2岁。2014年4月4日诊。

主诉：大便秘结7天。

病史：患儿于7天前出现大便干结难下，伴腹胀腹痛、不思饮食，小便黄少；每隔2~3日排便1次，且便质坚硬难排，色黑。曾在家口服蜂蜜等治疗，效果不佳，来诊。

查体：体温37.2℃，咽部轻度充血，腹胀，烦躁不安，伴口气臭秽、小便黄赤；左下腹可触及条状移动的块状物，腹部叩诊呈鼓音。舌红、苔黄腻，脉滑数，指纹色紫至气关。

诊断：便秘（实秘）。

治疗：按拟定方法治疗1次，当日下午排便1次；经推拿4次后，大便每日1次，排出顺利，余症消失。嘱其多食新鲜蔬菜瓜果（如香蕉及菠菜等），少吃甜腻肉食。

● 脱肛

脱肛又称"肠脱垂"，是指肛管、直肠向外脱垂的一种症状，多见于1~3岁小儿。如果脱出日久不复位，脱出的肠管会充血、肿胀、发炎，不及时治疗，可发生坏死，因此对脱肛患儿应引起重视。

【病因病机】

脱肛是由于肠道结热、大便用力或体质虚弱、无力统摄而致。

1. 大肠结热：喜食肥甘辛辣，大肠积热，湿热下注，大便干结，排便时用力增加腹腔压力，导致肛门脱垂。

2. 气虚下陷：小儿素体虚弱或久泻久痢病后体虚，导致正气亏耗，气虚下陷，升提无力而致脱肛。

【临床表现】

1. 实热脱肛：直肠脱出，色鲜红，有少量鲜红色渗出液，红、热、肿、痛、痒，伴有口干唇燥、喜饮水，大便秘结、小便短赤；舌红、苔黄腻或黄燥，脉滑数，指纹色紫。

2.气虚脱肛：直肠脱出，色淡红，有少量黏液，肿痛不甚，伴面白或萎黄、消瘦、倦怠乏力、精神萎靡；舌淡、苔薄白，脉虚弱，指纹淡红。

【处方配穴】

1.实热脱肛

治法：清热利湿通便。

清脾经，清胃经，清大肠，清小肠，退六腑，按揉膊阳池，揉天枢，推下七节骨，揉龟尾。

2.气虚脱肛

治法：补中益气，升提固脱。

补脾经，补肺经，补大肠，推三关，揉外劳宫，按揉百会，推上七节骨，揉足三里，揉龟尾，捏脊。

每日1次，6次为1个疗程。每次便后用温开水清洗肛周并轻轻将脱出的直肠揉托上去。

【病案举例】

仝某，男，4岁。2012年9月6日诊。

主诉：肛门直肠外脱5天，加重2天。

病史：患儿5天前感寒邪引起腹泻，日行6~7次，泻下清稀，夹有泡沫。初始大便时直肠脱出能自动回缩，近两日来，便后需用手托方能上去，遂来诊。

查体：患儿面色白，语声低微，少气懒言，消瘦，肛门直肠脱出；舌淡红，脉沉细弱。

诊断：脱肛（气虚下陷）。

治疗：按拟定处方治疗1次后，大便次数减少，直肠脱出后能自动回缩。每日治疗1次，治疗5次后恢复正常。

● 痢疾

痢疾是小儿常见的一种肠道传染病，多流行于夏、秋季节。以2~7岁儿童发病率较高。本病发病急，变化快，病情凶险，应引起注意。

【病因病机】

本病主要由感受外邪或内伤于饮食所致。

1.感受外邪：感受暑湿、风寒、疫毒，邪入胃肠，与肠内气血相结，湿热郁蒸，气机阻滞，气血失调而致病。

2.内伤饮食：由于饮食不卫生，或进食生冷，或乳食积滞，损伤脾胃，失于运化而致泻痢。

【临床表现】

1.寒湿痢：腹痛隐隐，便下白色黏冻，白多红少，畏寒腹胀，面黄消瘦，精神萎靡，不思饮食；舌苔白腻，指纹色红，脉沉弦或沉细。

2.湿热痢：腹痛剧烈，腹泻暴注下迫，赤白相间，量少而频，里急后重，便时哭闹不安，肛门灼热，口渴喜冷饮，小便短赤；舌红、苔黄腻，口唇干燥，脉滑数，指纹色紫。

3.久痢：下痢日久或痢疾后期，下痢赤白黏稠，里急后重，量少难下，腹痛绵绵，午后潮热或低热，盗汗，心烦口干，手足心热，消瘦，小便短赤；舌红少苔，脉象细数，指纹淡紫。

4.虚寒痢：便下稀薄，混有黏液，或滑泻难止，面白肢冷，倦怠懒言，小便清长；舌淡、苔薄白，指纹色淡，脉沉细。

【处方配穴】

1.寒湿痢

治法：散寒化湿，温中健脾。

补脾经，清胃经，补大肠，揉外劳，推三关，摩腹（补法），按揉足三里，推上七节骨，揉龟尾。

2.湿热痢

治法：清热利湿止痢。

清脾经，清胃经，清大肠，清小肠，清肺经，捣揉小天心，退六腑，运内八卦，分手阴阳，揉天枢，按揉足三里，推下七节骨，揉龟尾。

3.久痢

治法：清热养阴，和血止痢。

清补大肠，分手阴阳（阴池重，阳池轻），揉小天心，清天河水，清心经，补脾经，补肺经，补肾经，揉二马，推三关，退六腑，揉三阴交，揉涌泉。

4.虚寒痢

治法：温补脾肾，涩肠固脱。

补脾经，补肺经，补肾经，清补大肠，运内八卦，推三关，摩腹（补法），推上七节骨，揉龟尾，按揉百会，揉足三里。

每日1次，6次为1个疗程，连续治疗1~3个疗程。

【病案举例】

曲某，男，3岁。2013年7月30日诊。

主诉：腹痛、腹泻、便脓血15天。

病史：患儿于半月前因食用酸奶后引起腹泻，便下赤白样黏冻，量少而频，每日7~8次，便时哭闹，伴发热（体温38℃）、不思饮食。大便常规：WBC（++），RBC（+），脓细胞（+），可见巨噬细胞。诊断为"急性痢疾"，给予口服抗生素等治疗5天，无明显效果。大便每日5~6次，便下赤白，泻前哭闹，泻后痛减，来诊。

查体：患儿体温37.9℃，口唇干燥，腹痛腹胀，左下腹有压痛，肛周红赤，小便短赤；舌红、苔黄腻，指纹紫。大便常规报告：WBC（++），RBC（+），可见巨噬细胞。

诊断：痢疾（湿热痢）。

治疗：按拟定方每日治疗1次，当治疗2次后，便下脓血消失，每日腹泻3~4次，腹胀轻，检验大便常规仅见WBC（+）。改补脾经、推上七节骨，每日1次，连续治疗6次后，大便每日2次，大便常规正常。

● 肠梗阻

肠内容物在肠道中通过受阻，称为肠梗阻。早期的肠套叠、肠扭转及蛔虫性肠梗阻，均可采用推拿治疗，而严重者常危及患儿生命，故需要及时就诊。

【病因病机】

中医认为本病是由于气、血、寒、热、湿、食、虫等因素，导致大小肠通降失常，肠道气血瘀结，气机上逆而发病。

现代医学认为，先天性肠道畸形、炎症、肿瘤，肠管以外粘连或肿瘤压迫，异物堵塞或狭窄性疾病，以及肠套叠、肠扭转、肠蛔虫等，皆可导致本病发生。肠梗阻根据发生的部位，可分为高位性小肠梗阻与低位性小肠梗阻；按照梗阻的程度，又可分为完全性梗阻与不完全性梗阻。

【临床表现】

本病以痛、呕、胀、闭为主要特征。

1. 肠套叠：起病快，呈阵发性腹痛，患儿不能自述，表现为突然大哭、面色苍白、下肢蜷曲、出汗。疼痛间歇时，又恢复活动或安静入睡。反复发作后精神倦怠、嗜睡、面色青白。呕吐物初为胃内容物，在发病4～12小时后，往往出现便血或排出黏液样物。腹胀，右上腹部或升、横结肠处有腊肠形包块。晚期可出现脱水、电解质紊乱，精神萎靡，腹胀，发热，甚至休克。

2. 蛔虫性肠梗阻：突然发生阵发性腹痛、呕吐、便秘，可触及可移动的条状肿块，表面不平，有粗绳团样感觉，可随肠管收缩而改变形状与部位。没有腹肌抵抗及血便。钡剂灌肠可看到成团的虫体阴影。体温与白细胞计数正常或轻度增高，但嗜酸性粒细胞可增多。若有排蛔虫或呕蛔虫病史，即可明确诊断。

3. 粪块堵塞性肠梗阻：表现为腹痛、腹胀、大便秘结不通、呕吐，左下腹可触及粪块。该型多见于腹部手术后肠粘连的患儿。

【处方配穴】

1. 肠套叠

治法：调理肠腑，通滞启闭。

摩腹，分腹阴阳，掐揉五指节，掐揉四横纹，揉小横纹，揉一窝风，揉外劳宫，运内八卦，按揉八髎。

2. 蛔虫性肠梗阻

治法：理肠驱蛔，通滞开闭。

摩腹，揉脐，横纹推向板门，揉一窝风，按揉脾腧、胃腧、大肠腧，揉足三里。

3. 粪块堵塞性肠梗阻

治法：润肠通腑。

清大肠，清脾经，补肾经，退六腑，拿肚角，揉龟尾，推下七节骨，推下承山。

肠扭转患儿可采用颠簸疗法：使患儿取胸膝俯卧位，用于做顺时针或逆时针方向摩腹，即双手置于患儿腹部两侧，由上而下或左右振动，手法宜轻快，每次 5～6 分钟，反复几次。肠梗阻原因复杂，儿童饱食后不宜做剧烈运动；腹部手术后应早期起床活动，并要经常摩腹，预防肠粘连；幼儿要注意饮食有节，不宜突然更换饮食；有蛔虫史的要积极治疗蛔虫。

第二节　呼吸系统病症

● 咳嗽

咳嗽是肺系疾患的一个常见症候，有声无痰谓之咳，有痰无声谓之嗽，一般多为痰声并见。该病多见于 3 岁以下的婴幼儿。《黄帝内经·素问》云："五脏六腑皆令人咳，非独肺也。"而本篇论述的咳嗽仅指以咳嗽为主症的急慢性支气管炎。

【病因病机】

咳嗽是由于外感或内伤而致肺宣发肃降失常，气机壅滞所发生，分为外感咳嗽和内伤咳嗽。

1. 外感咳嗽：外感风寒或风热之邪，卫外机能失常，以致肺失宣降，肺气郁闭，肺气上逆而发为咳嗽。

2. 内伤咳嗽：外感咳嗽久治不愈，阴津亏耗，肺失濡润，肺气上逆；或脾失温运，湿聚生痰，上扰肺络而致咳嗽。

【临床表现】

1.外感咳嗽：咳嗽有痰，鼻塞流涕，恶寒，头痛；苔薄，脉浮。风寒者，可见痰清稀色白，鼻流清涕，恶寒而无汗，头身疼痛；舌淡苔白，脉浮紧，指纹色红。风热者，可见痰浊色黄，鼻塞，涕黄浊，咽痛，恶风、微汗出；舌红苔黄，脉浮数，指纹色紫。

2.阴虚咳嗽：久咳，午后咳甚，盗汗，低热或潮热，干咳少痰或咳嗽痰多，咽喉痒痛，面色潮红，五心烦热，不思饮食，形体消瘦；舌红少苔，脉细数，指纹淡紫。

【处方配穴】

1.外感咳嗽

治法：疏风解表，宣肺止咳。

推攒竹，推坎宫，运太阳，揉耳后高骨，清肺经，运内八卦，推揉膻中，揉乳根，揉乳旁，揉肺腧，分推肩胛骨。

风寒者，可加推三关、掐揉二扇门；风热者，可加清天河水、推脊、揉丰隆。有干性啰音者，加揉二马、揉小横纹；有湿性啰音者，加揉掌小横纹。伴腹胀、咳甚者，加分腹阴阳、赤凤点头。

2.阴虚咳嗽

治法：养阴清肺，润燥止咳。

补脾经，补肺经，补肾经，运内八卦，揉二人上马，推揉膻中，揉天突，揉乳根，揉乳旁，揉肺腧，捏脊，按揉足三里。

【病案举例】

杨某，女，7个月。2014年8月21日诊。其母代述。

主诉：咳嗽5天，加重1天。

病史：患儿于5天前开始咳嗽，喉中痰鸣，伴鼻塞，流白色黏涕；伴大便稀，日行2～3次。曾服用中药止咳糖浆等治疗，效果不佳。近日来咳嗽加重，夜间咳甚，影响睡眠，来诊。

查体：患儿精神佳，发育、营养一般，体温36.6 ℃，呼吸音略粗，心肺无异常，腹软，手足不温；舌尖红、苔薄黄，指纹稍紫于风关内。

诊断：咳嗽（风热型）。

治疗：按拟定方法治疗 1 次后，咳嗽减轻，流涕消失，夜能熟睡。连续治疗 3 次后，咳嗽等症状消失，病愈。

● 哮喘

哮喘是以呼吸急促、喘鸣有声，甚至张口抬肩、难以平卧为特征的小儿时期常见的一种呼吸道疾病。哮是指喉中有痰鸣音，喘是指呼吸急促，由于哮必兼喘，二者并见，故通称哮喘。

【病因病机】

哮喘是因为素有伏痰，又感受外邪、接触异物或乳食不节而诱发。

1. 内因：小儿素体肺、脾、肾三脏虚弱，肺气不足，腠理不密，易为外邪所侵；脾虚不能运布津液，则积湿成痰，上贮于肺；肾阳虚不能温运水液，则湿蕴积成痰。卫表不固，体内湿盛，是本病发病的内在因素。

2. 外因：寒温失调、气候转变、感受外邪及接触某些异物（如花粉、绒毛、烟尘、鱼虾、油漆、煤气、细菌、寄生虫等），或饮食不规律，过食生冷或过咸过酸等，都可成为本病的诱发因素。

该病包括现代医学的支气管哮喘和哮喘性支气管炎，主要由于机体过敏状态所致，由于过敏源导致支气管细小平滑肌痉挛，而产生一系列症状，是常见的慢性疾病。多数患儿经过积极的治疗，随生长发育体质增强，能够逐渐康复。

【临床表现】

哮喘发作前，有些患者会有打喷嚏和全身不适等前驱症状，亦有突然发作者。常表现为胸闷、呼吸急促、被迫坐起，伴有哮鸣音，一般发作持续几分钟甚至几小时，甚者可达数天，同时可伴有紫绀、出汗、颈静脉怒张，称为"哮喘持续状态"。

1. 寒喘型：咳嗽气促，喉中有哮鸣音，痰多白沫，恶寒无汗，面色㿠白，四肢欠温，口不渴或喜热饮；舌苔薄白或白腻，脉浮紧，指纹色淡红。

2.热喘型：咳喘哮鸣，咯痰黄稠，发热，面红，胸膈满闷，口渴喜冷饮，大便秘结，小便黄赤；舌红苔黄，脉滑数，指纹色紫红。

3.哮喘发作缓解期：会先咯出大量泡沫性黏稠痰液，然后停止。静息时也有气短，动则加甚，伴倦怠懒言；舌淡苔白，指纹色淡红，脉象虚弱或沉细。

【处方配穴】

1.寒喘

治法：温肺平喘化痰。

补肺经，补脾经，揉外劳宫，揉板门，逆运八卦，揉掌小横纹，分推膻中，揉乳根、乳旁，揉天突，分推肩胛骨，黄蜂入洞，掐揉皮罢。

2.热喘

治法：清肺降逆平喘。

清肺经，揉天突，捏挤天突，揉掌小横纹，顺运内八卦，逆运八卦，揉肺腧，分推肩胛骨，按弦走搓摩，揉大椎，推揉膻中，推下七节骨，清天河水，推桥弓。

3.缓解期

治法：扶正固本，调理肺、脾、肾。

补脾经，补肺经，补肾经，揉丹田，推三关，运土入水，揉外劳宫，黄蜂入洞，揉肺腧，揉脾腧，揉肾腧，揉三焦腧。

每日治疗1次，6次为1个疗程。

● **支气管肺炎**

支气管肺炎，又称小叶性肺炎，为小儿最常见的肺炎，好发于冬、春寒冷季节。按照病理改变，本病可分为一般性支气管肺炎和间质性肺炎两类。该病属中医的"风温""喘咳"等范畴，有"肺风痰喘""火热喘急""马脾风"等名称。

【病因病机】

小儿形体柔弱，脏腑娇嫩，肺又为娇脏，更易感受风寒、风热之邪，导致肺气失宣，气道受阻，则引起咳喘。

现代医学认为，婴幼儿呼吸系统发育不完善，气管、支气管管腔狭窄，黏液分泌少，纤毛运动差；肺弹性组织发育差，血管丰富，易于充血；间质发育旺盛，肺泡数少，肺含气量亦少，易为黏液填塞；再加上小儿免疫力低，故易感染各种病原体而发生本病。

【临床表现】

支气管肺炎是以发热、烦躁或嗜睡、呼吸急促、咳嗽、喉中有痰，甚者喘憋鼻扇、口周爪甲青紫、出现"三凹征"（吸气时胸骨上窝、锁骨上窝、肋间隙明显凹陷）等为特点的病症。实验室检查：白细胞及中性粒细胞增多。X线检查：早期仅肺纹理增多，以后可见散在的小斑片状阴影，以肺下野及心膈角处较显著。根据其病因，中医辨证多分为三种类型。

1. 风热犯肺：发热，头痛，微汗出，鼻流浊涕，咽喉痛痒，咳嗽气促，口干而渴；舌尖红赤、苔薄黄，脉浮数，指纹鲜红于风关。

2. 痰热闭肺：高热不退，咳嗽频作，喉中痰鸣，咯痰黄稠，难于咳出，气急喘促，甚则鼻扇唇青，口干，口渴，烦躁不安；舌质红、苔黄腻或黄燥，脉滑数，指纹紫红。

3. 肺脾气虚：低热或不热，面白无华，容易出汗，咳嗽无力，喉中痰鸣，不思饮食；舌淡、苔白滑，指纹淡红，脉细无力。

【处方配穴】

1. 风热犯肺

治法：疏风清热，宣肺止咳。

清天河水，清肺经，开天门，推坎宫，运太阳，分手阴阳，分推膻中，揉乳根，揉乳旁，按揉天突，水底捞月。

2. 痰热闭肺

治法：清热宣肺，涤痰定喘。

清肺经，清板门，清胃经，清脾经，清天河水，退六腑，揉掌小横纹，清大肠，运内八卦，水底捞月，揉天突，推揉膻中，揉乳根、乳旁。

该型在疾病发展过程中，根据其转归，可配合适当的其他治疗措施，必要时要及时就医，以免延误病情。

3.肺脾气虚

治法：健脾益肺，佐清热止咳。

补脾经，清肺经，运内八卦，揉掌小横纹，揉二马，揉肾顶，摩中脘，推揉膻中，点揉天突，揉肺腧，揉脾腧，揉胃腧，捏脊。

● 感冒

感冒主要是因感染病毒或细菌而致的上呼吸道感染，一年四季均可发生，但以冬、春二季多见。小儿鼻腔短小，没有鼻毛，黏膜血管丰富，由于鼻咽部本身存在病毒或细菌，受到寒冷刺激后鼻咽部黏膜血管收缩，局部血液循环障碍而抵抗力降低，病毒和细菌得以大量繁殖，乘虚而入而发病。

【病因病机】

感冒是风邪侵袭所致，有风寒、风热之分。

由于小儿形气未充，脏腑娇嫩，腠理疏松，卫外不固，因寒温不适，或气候突变而更衣不及，或体质虚弱、营养不良者，易受风寒、风热之邪侵袭而发病。

【临床表现】

1.风寒感冒：恶寒重，发热轻，无汗，鼻塞流清涕，打喷嚏，咳痰清稀；苔薄白，脉浮紧，指纹红。

2.风热感冒：发热重，恶寒轻，微汗出，鼻塞流浊涕或黄涕，痰黄而稠，咽红；舌尖红、苔薄黄，脉浮数，指纹鲜红。

【处方配穴】

1.风寒感冒

治法：疏风散寒解表。

开天门，推坎宫，运太阳，推揉膻中，揉耳后高骨，揉二扇门，推三关，拿风池，拿合谷，揉迎香，凤凰展翅。

2.风热感冒

治法：疏风清热解表。

清天河水，清肺经，开天门，
推坎宫，揉太阳，黄蜂入洞，揉总
筋，推脊，揉曲池，揉合谷，退六
腑，推揉膻中，揉肺腧。

夹痰者，宜宣肺祛痰：揉天
突，揉乳根，揉乳旁，擦胸，擦背（图
161）。夹惊者，宜镇惊安神：清

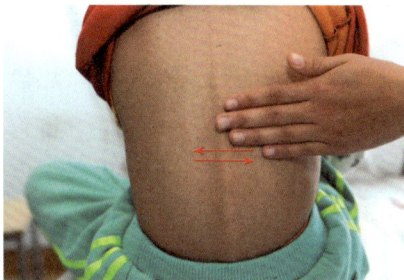

图 161　擦背法

肝经，掐老龙，掐揉五指节，捣小天心，水底捞月。夹滞者，宜健脾消
食化滞：揉摩中脘，清补脾经，摩腹（泻法）。

每日 1 次，3～6 次为 1 个疗程。

【病案举例】

王某，男，4 岁。2013 年 5 月 3 日诊。

主诉：发热、咳嗽、鼻流清涕 1 天。

病史：患儿昨晚睡眠受凉后，发热、恶寒，至晨起时鼻流清涕、打
喷嚏，伴发热、鼻塞，偶有咳嗽，咳痰清稀，二便调，来诊。

查体：患儿手足欠温，畏寒，无汗，测体温 38.5 ℃，鼻流清涕，
心肺无异常，腹软；舌苔薄白，指纹红。

诊断：感冒（风寒型）。

治疗：按拟定方法推拿 1 次约 15 分钟后，嘱患儿喝温开水半杯，
约 1 小时后头面及全身微汗出，嘱其避风寒，测体温降至 37 ℃。次日
又治疗 1 次，体温已退至正常，咳嗽、鼻流清涕等症状消失。3 日后随
访，病愈。

● 百日咳

百日咳，又称顿咳，是小儿常见的一种呼吸道传染病。本病好
发于 2～5 岁的小儿，冬、春二季多见，病程较长，可迁延到 6 周以

上，多则持续 2 ~ 3 个月，病愈后可获得终身免疫。

【病因病机】

因外感风邪或时行疫毒，侵袭肺卫，肺失清肃，痰浊阻于气道，肺气不宣，上逆而顿咳。肺气不降日久，脾气亏虚。婴幼儿脏腑娇嫩，神气怯弱，若痰热蒙蔽清窍，热极生风，可致惊厥。

现代医学认为本病是感染百日咳杆菌所致。

【临床表现】

1. 初期：出现发热、咳嗽、流涕，偶有喷嚏等症状，似感冒；1 ~ 2 天后上述症状逐渐缓解，但咳嗽日渐加重，日轻夜重。此期传染性最强。

2. 痉咳期：当出现典型痉挛性咳嗽（顿咳）时，便进入痉咳期。咳声短促，连续咳十数声之后，伴以深长吸气，同时发出一种特殊的极似鸡鸣样的吸气音，紧接着又是一连串的咳嗽；如此反复多次，直到排出大量痰液和胃内容物，阵咳暂时停止。痉咳期持续约 3 周，是本病最严重的阶段。发病第 2 周白细胞总数及淋巴细胞计数明显增高。

3. 恢复期：以后阵咳的发作会逐渐减轻，鸡鸣样吸气音亦逐渐消失。病程可长达 2 ~ 3 个月。

【处方配穴】

治法：清肺降气，镇咳化痰。

清肺经，清天河水，揉掌小横纹，掐揉小天心，运内八卦，清胃经，推揉膻中，推天柱骨，按弦走搓摩，飞经走气，分推肩胛骨。

加减：发病初期伴有感冒症状者，加掐揉二扇门、推攒竹、推坎宫；体虚面色白、食欲不振、多汗者，加补脾经、补肾经、揉肾顶。

在推拿的同时，若配合中西药物治疗，则效果更佳。

【注意事项】

1. 百日咳患儿，应立即进行隔离，一般隔离时间为 40 天。隔离室要空气流通、日光充足。

2. 对易感儿童注意营养和保暖，在本病流行季节不去公共场所，注意戴口罩和保暖。

第三节　泌尿系统病症

● 遗尿

遗尿是指3岁以上的小儿在睡眠中不自觉地将小便尿在床上，醒后方觉的一种疾病，又称"尿床"。3岁以下的儿童，由于脑髓未充、智力未健，或正常的排尿反射未形成，而产生尿床者，多数属于生理现象，不属于病理现象。少数患儿遗尿会持续到十几岁，经久不愈，影响精神生活、身心健康与生长发育。

【病因病机】

1.下元虚寒：肾阳亏虚，不能温煦膀胱，膀胱气化功能失调、闭藏失职，不能约束水道而致遗尿。

2.肺脾气虚：由于各种原因导致的脾肺气虚，亦能导致遗尿。肺主一身之气，通调水道，下输膀胱；脾主运化水湿，喜燥而恶湿，能制约水湿。肺、脾功能正常，则水液的输布和排泄正常；若肺、脾气虚，无力约束，则小便自遗。

3.肝经郁热：肝主疏泄，调畅气机，通利三焦。肝失疏泄，气郁化火，下注膀胱而致遗尿。

【临床表现】

1.肾气不足：睡中经常遗尿，多则一夜数次，醒后方觉，面色无华，精神倦怠，智力欠佳，腰酸腿软，小便清长；舌质淡、苔薄白，脉沉细。

2.肺脾气虚：尿量少、次数多，经常小便自遗，消瘦乏力，神疲懒言，不思饮食，大便溏薄，自汗；舌淡、苔薄白或白腻，脉象细弱。

3.肝经湿热：尿量少，但尿味腥臊、尿色黄，或夜间说梦话、咬牙、口角糜烂、口苦，平素脾气暴躁、烦躁不安；舌红、苔黄腻，脉象滑数，指纹色紫而滞。

【处方配穴】

1.肾气不足

治法：温阳补肾，固涩小便。

补肾经，补脾经，补小肠，掐揉二马，推三关，运内八卦，揉肾腧，揉关元，按揉百会，揉外劳宫，擦八髎，捏脊。

2.肺脾气虚

治法：补益肺脾，固涩小便。

补脾经，补肾经，补肺经，补小肠，推三关，揉关元，揉肾腧，揉脾腧，揉肺腧，擦八髎，揉百会，捏脊。

3.肝经湿热

治法：清泻肝经湿热。

清肝经，清脾经，清大肠，清小肠，清心经，捣揉小天心，分手阴阳，推箕门。

每日1次，6次为1个疗程。

【注意事项】

1.对于遗尿患儿，要给予积极的治疗和合理的营养。同时，要使小儿养成良好的生活习惯，如临睡前2小时禁饮水和吃流质食物，夜间定时起来排尿。

2.患儿不宜过度疲劳；不宜受外界强烈刺激，以免影响情绪。

【病案举例】

林某，男，5岁。2013年9月6日来诊。

主诉：尿床3年。

病史：患儿于3年前开始尿床，每晚1~3次不等，每当喝水多、吃稀饭及疲劳后，尿床次数增多。曾服中药治疗，无明显疗效，前来就诊。

查体：患儿发育、营养一般，精神萎靡，面色淡白无华，畏寒肢冷，手足不温，形体消瘦；舌淡、苔薄白，脉沉细无力。

诊断：遗尿（肾气不足）。

治疗：按拟定方法治疗6次痊愈。

● 尿潴留

尿潴留是以膀胱蓄有大量尿液，而小便闭塞不通为特征的一种病症，属于中医学的"癃闭"范畴。

【病因病机】

尿潴留多是由于湿热下注、水道闭阻，或肾阳虚衰，使膀胱气化不利而致。

现代医学认为，本病多是由于支配膀胱的神经功能失调，致使膀胱松弛，排尿困难，膀胱括约肌相对紧张而致。严重的尿道梗阻，或过多地使用安眠药物、阿托品等也可导致尿潴留。

【临床表现】

小腹胀满疼痛，有强烈尿意但排尿困难，不得而出，或伴有大便秘结、口渴不欲饮；舌苔黄腻，脉滑，指纹色紫。

【处方配穴】

治法：清利下焦湿热，助膀胱气化，开通闭塞。

按揉丹田，清小肠，推箕门，按揉三阴交，捣揉小天心。

加减：小便不通，面白肢冷，肾阳不足，命门火衰者，要温阳补肾，去掉清小肠、揉小天心，加推三关、揉外劳宫、补肾经、擦八髎、捏脊；大便秘结者，宜理下焦、利小便，加清大肠、推下七节骨。

【病案举例】

郑某，男，5岁。2012年6月7日初诊。其母代述。

主诉：小便难解2天。

病史：患儿于2日前开始小便点滴不通，伴下腹胀满疼痛不适，于今晨起症状加重，小腹部胀痛，欲小便而不通，前来急诊。

查体：患儿表情痛苦，烦躁不安，小腹膨隆胀满，压之微痛；舌苔黄腻，指纹紫，脉滑。

诊断：尿潴留。

治疗：按拟定方法治疗20分钟后，小便排出，腹胀满等症状消失，病愈。

第四节　骨伤科病症

● 小儿桡骨小头半脱位

小儿桡骨小头半脱位，又称"牵拉肘"，俗称"肘错环""肘脱环"。多发于4岁以下的幼儿，临床中并不少见。

【病因病机】

多因腕部受到牵拉所致。因幼儿桡骨头发育尚不完全，桡骨头、颈几乎相等，环状韧带松弛，当幼儿肘关节伸直时，若因腕部突然受到牵拉，肱桡关节间隙加大，关节内负压骤增，关节囊和环状韧带被吸入关节间隙，桡骨头被环状韧带卡住，阻碍回复而形成桡骨小头半脱位。

【临床表现】

患儿上肢有被牵拉的损伤史。肘部疼痛，肘关节微屈；前臂呈旋前位，不敢旋后，前臂不能上举、不能持物。桡骨小头处压痛，肘关节无明显肿胀。X线检查常无明显异常。

【手法复位】

家长抱患儿与施术者相对而坐。假设患儿右侧肘错环，施术者将左手拇指按于桡骨小头外侧，右手握其腕部，然后慢慢地将前臂拔伸再旋后（图162），一般半脱位在旋后过程中即可复位。若未能复位，在前臂旋后拔伸的情况下，左手拇指加压于桡骨头处（图163），然后

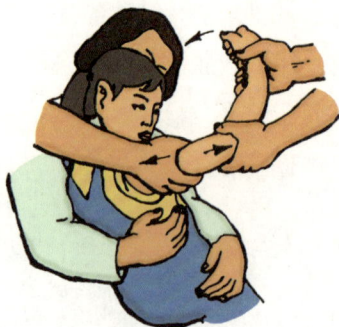

图 162　桡骨小头半脱位复位法（1）　　　图 163　桡骨小头半脱位复位法（2）

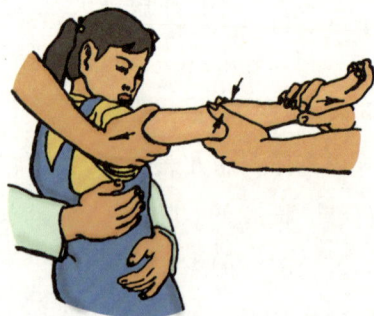

使肘关节被动屈曲，可听到轻微的入臼声，或在拇指下感到弹跳感。

【复位后的处理】

治疗后患儿肘部疼痛立即消失，停止哭闹，手能上举、能持物，肘部活动如前。嘱咐家长在给患儿穿脱衣服时多加注意，避免过度牵拉再次脱位而形成习惯性脱位。若患儿经常脱位，需在手法复位后使患儿用颈腕吊带悬挂于屈肘位2～3天，以加强疗效。

若错位1～2天未复位，或强刺激按揉局部有肿胀疼痛者，复位往往不能立即恢复正常，需用轻揉法或加热敷2～3天后才能恢复正常。

【病案举例】

张某，女，2岁。2013年9月23日诊。其母代述。

主诉：右肘拉伤后疼痛，活动障碍2小时。

病史：患儿2小时前不慎跌仆受到牵拉引起肘部疼痛，随之右肘关节呈旋前位，肘关节微屈，不敢高举，疼痛哭闹，前来就诊。

查体：患儿发育、营养正常，右侧肘关节呈半屈曲旋前位，右臂上举受限、不能持物，桡骨头处有压痛。

诊断：右侧桡骨小头半脱位。

治疗：按上述手法复位1次，右侧肘关节疼痛立即消失，肘关节屈伸活动自如，可抓持物品。

● 小儿肌性斜颈

小儿肌性斜颈以头旋向患侧、前倾，脸部旋向健侧（图164）为特点。临床上，推拿治疗本病一般指一侧胸锁乳突肌挛缩造成的肌性斜颈，不包括脊柱畸形引起的骨性斜颈、视力障碍引起的代偿姿势斜颈和颈部肌麻痹导致的神经性斜颈。

【病因病机】

肌性斜颈的病理主要是患侧胸锁乳突肌发生纤维性变，而致肌肉挛缩。早期可见纤维细胞增生或肌纤维变性，最终全部变成结缔组

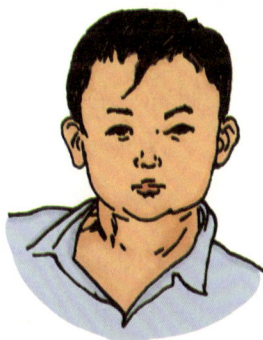

图164 肌性斜颈

织。其主要病因有以下几个方面：

1.产伤：分娩时，患儿患侧胸锁乳突肌受产道或产钳挤压，受伤出血后血肿机化形成挛缩。

2.胎位不正：分娩时胎儿头位不正，阻碍患侧胸锁乳突肌血运供给，造成缺血性肌挛缩。

3.宫内异常压力：胎儿在子宫内头部向一侧偏斜，或脐带绕颈，对颈部长期加压，影响颈部肌肉血液的供给，发生缺血性纤维病变，因此患儿出生时即使无产伤，或即使是剖腹产，亦有畸形发生。

【临床表现】

患儿颈部一侧可发现明显结节、硬块（有的经半年后，肿物可自行消退），以后患侧的胸锁乳突肌逐渐挛缩紧张，突出如条索状。患儿头部向患侧倾斜而面部旋向健侧，少数患儿仅见患侧胸锁乳突肌锁骨端的附着点周围有骨疣样改变的硬块物。

延误治疗者，可见患侧颜面部的发育受到影响，健侧一半的颜面部也会发生适应性的改变，使颜面部不对称。晚期患儿，一般伴有代偿性胸椎侧弯。

【处方配穴】

治法：舒筋活血，软坚消肿散结。

操作：患儿取坐位。施术者先用推揉法由上而下往返操作，以放松患儿胸锁乳突肌；再拿捏患侧胸锁乳突肌；然后一手扶住患儿患侧肩部，另一手扶其头顶，使患儿头部渐渐向健侧肩部倾斜，逐渐拉长患侧的胸锁乳突肌，反复操作3~5遍；之后用两手掌托住患儿头部轻轻拔伸后，左右旋转其头部；最后用推揉法放松患侧肌肉。如此反复操作3~5次，同时也可放松健侧胸锁乳突肌，有助于患侧恢复。手法宜轻，刺激过重会加重病情；操作时间不宜过久。

每日或隔日治疗1次，早期患儿一般2个月可痊愈。

【注意事项】

1.嘱家长在患儿睡眠、喂奶或抱患儿时，注意使患儿头向健侧扭转，以助矫正畸形。

2. 嘱家长经常用有响声或色泽鲜艳的玩具向健侧引逗小儿。

3. 家长平时可用轻快柔和的手法在患儿患处按揉、提拿，使该肌经常放松。

【病案举例】

赵某，女，20 天。2014 年 6 月 19 日来诊，其母代述。

主诉：歪脖 20 天。

病史：患儿出生 20 天后，不明原因发现头歪向左侧，左侧颈部有一条块状肿物，遂来诊。

查体：患儿发育、营养正常，头歪向左侧，下颌转向健侧，左侧颜面略小于健侧；左侧胸锁乳突肌处可触及肿物，其下端近锁骨处较坚韧，不红不热，按之不痛。苔薄白，指纹淡红。

诊断：肌性斜颈（左侧）。

治疗：按拟定方法每 2 天治疗 1 次，当治疗 10 天后，左侧胸锁乳突肌变软，头歪减轻；治疗 30 天后，左侧胸锁乳突肌明显变软，头颈左右活动基本正常。为巩固疗效，继续隔日治疗 1 次，当治疗 2 个月后，条索状肿物消失，头颈活动自如，颜面对称。

● 臂丛神经损伤

臂丛神经损伤，又称为产伤麻痹或产瘫，是因出生时臂丛神经干或神经根受到损伤而引起的上肢麻痹性损伤。

【病因病机】

生产时，因胎位不正，难产或滞产时，臂丛神经受产钳挤压或外力牵拉；或助产人员牵拉胎儿头部用力过猛，使胎儿一侧颈部和肩部过度分离，造成臂丛神经的牵拉或撕裂损伤，而引起麻痹。最多见的是上臂麻痹，其次为前臂麻痹，严重者为全臂麻痹。

【临床表现】

1. 上臂麻痹：损伤第 5、6 颈神经，所支配的三角肌、冈上肌、冈下肌、小圆肌、部分胸大肌、旋后肌等不同程度受累，故主要表现为患肢下垂、肩部不能外展、肘部微屈和前臂旋前。

2. 前臂麻痹：是由于第 8 颈神经、第 1 胸神经损伤，手指的屈肌和手部的伸肌受累，手指屈伸功能差。由于症状不明显，容易贻误病情，手的大小鱼际肌均萎缩，常伴有臂部感觉障碍。

3. 全臂麻痹：是由于臂丛神经损伤所致。患儿出生后即发现上臂、前臂或全臂不能自主运动，锁骨上窝可能有血肿，患肢下垂，肩部活动障碍，并可出现前臂桡侧感觉障碍。

【处方配穴】

治法：通经活络，行气活血，强筋健骨。

掐揉五指节，掐老龙，揉大椎、肩井、秉风、天宗、肩髃、曲池、手三里、合谷，拿极泉，并配合做肩、肘、腕关节的摇、屈、伸等被动活动。

操作：①患儿取坐位，施术者用拇指端自大椎循肩井、天宗、肩贞、肩髃等部位往返按揉 5 分钟；②按揉肩髃、臂臑、曲池、手三里、外关、合谷等穴；③用四指摩中府、云门，并转向极泉处拿之，往返 1～2 分钟；④施术者以左手拇、食指固定患儿肩、肘、腕关节处，做适当的屈、伸、摇等被动运动各 5～10 次。

【注意事项】

运用手法时宜轻柔，切忌粗暴用力；对患儿关节做被动运动时，动作要和缓，切忌硬扳强拉。

● 髋关节扭伤

小儿髋关节扭伤，又称"外伤性髋关节炎""髋关节半脱位"。好发于 6～12 岁的儿童，成人不常见。

【病因病机】

儿童时期股骨头发育不成熟，同成人相比，关节囊和周围的韧带比较松弛，髋关节活动幅度较大。当儿童从高处坠下或摔跤跌倒时，髋关节过度外展、内收、屈曲，股骨头从髋关节内或外侧被拉出一部分，关节腔内形成负压，可将关节周围松弛的关节滑膜吸收入关节间隙，部分滑膜被嵌顿卡压于关节间隙，股骨头不能完全恢复原来的位置而引起关节疼痛、活动受限。

【临床表现】

患儿多有蹦高、跳下、跌仆等外伤史。患儿髋部疼痛，下肢不敢着地，走路时以足尖着地，常伴有跛行，下肢略呈外展、外旋状。休息时无症状，加快行走时跛行明显，身体晃动，主动或被动内收、外旋髋关节时疼痛加剧，髋关节前内侧有明显压痛。X 线片常不能显示病变。

【处方配穴】

治法：舒筋通络，活血止痛。

手法：滚法、掌根揉法、按法、点穴法、弹拨法、拔伸法等。

配穴：居髎、环跳、风市、阳陵泉、髀关、伏兔、阿是穴等。

操作：患儿取仰卧位。施术者位于患儿患侧，先用滚法、掌根揉法于其髋关节周围往返施术 3～5 分钟，放松紧张的肌肉；再点按上述穴位，以患儿感觉"酸、麻、胀、痛"等"得气"感为度；再弹拨紧张之筋，以解除痉挛。

助手将两手分别插入患儿两腋下，施术者左手在大腿前侧，右手于小腿后侧，呈前后握持状，与助手做对抗牵引（图 165）；然后强屈曲患儿髋关节至最大限度，最后将髋关节置于 90° 屈曲

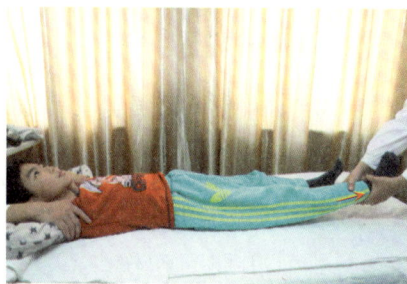

图 165　髋关节对抗牵引

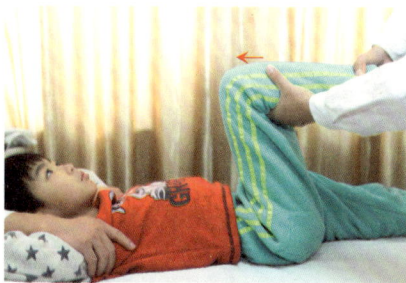

图 166　髋关节向上提拉牵引

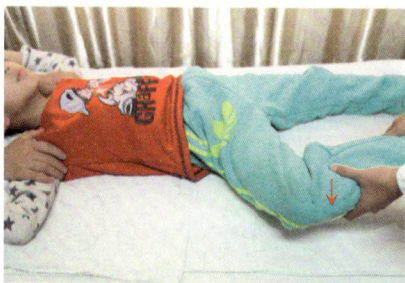

图 167　牵引下外旋、外展并伸直髋关节

位，向上提拉牵引（图166），在牵引下外旋、外展并伸直其髋关节（图167）。施术者最后用双手掌置于患腿内外侧，自上而下做相对搓揉动作2～3遍结束。

每日或隔日治疗1次。

【病案举例】

朱某，男，4岁。2013年8月9日初诊。

主诉：右髋摔伤疼痛1天。

病史：患儿于昨日从1米高处跳下引起右髋部疼痛，伴行走困难，走路时髋关节痛甚，脚尖着地，呈跛行步态，静止时无明显不适，来诊。

查体：患儿跛行，以右足尖着地，右髋关节屈曲、内收、外旋时疼痛加剧，"4"字试验（＋）。髋关节正侧位X线片报告无明显异常。

诊断：右髋关节半脱位。

治疗：按拟定方法治疗1次后，右髋关节疼痛减轻，跛行亦明显减轻，髋关节屈伸、内收、外旋等活动自如。

● 踝关节扭伤

踝关节扭伤是指踝关节周围的韧带、肌腱、关节囊等软组织损伤，主要是指韧带损伤（图168）。一般分为内翻扭伤和外翻扭伤，前者多见。踝外侧副韧带较薄弱，外踝细长、靠后且低于内踝，因此多易发生外踝（内翻）扭伤。

【病因病机】

多因在不平的路面行走、跑步、跳跃或下楼梯时不慎跌倒，足突然向内或向外翻转，踝外侧或内侧韧带受到强大的张力作用，韧带扭伤或部分撕裂，出现出血、水肿、粘连等病理改变。

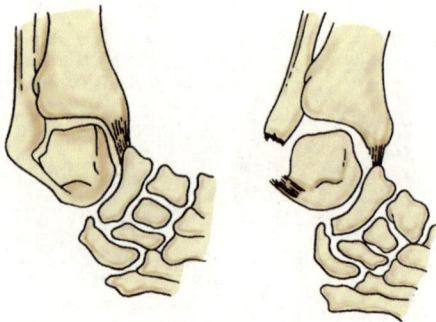

图168 踝关节扭伤

【临床表现】

踝关节扭伤后，踝部有明显疼痛肿胀、活动受限，足跟不能着地，皮肤呈青紫色。外踝伤者，将其踝关节内翻时外踝疼痛加剧，肿胀主要在关节外侧和外踝前下方。内踝伤者，可能伴有外踝骨折，因此内外踝均肿胀、疼痛，应仔细检查。X线检查可以帮助排查骨折、脱位。

【处方配穴】

治法：活血化瘀，消肿止痛。

恢复期手法用力宜稍大，特别对血肿机化、产生粘连、踝关节功能障碍的患儿，应以较重手法及被动活动，促使其功能恢复。

手法：摩法、揉法、按法、点穴法、拔伸法、摇法、扳法、擦法等。

配穴：风市、解溪、足三里、太溪、昆仑、公孙、绝骨、太冲、阳陵泉等。

操作：扭伤的急性期（48小时内），患儿仰卧，抬高患肢，施术者用摩、揉手法于伤处局部周围及小腿部施术2～3分钟，继之按揉以上穴位各半分钟，以酸胀"得气"为度。恢复期（48小时以后），施术者先以摩、揉法放松局部及小腿，点按穴位；然后用右手握紧患儿足趾并向上牵引，先外翻以扩大踝关节内侧间隙，同时以左手食指压入间隙内，仍在牵引下内翻足部，扩大踝关节外侧间隙，以拇指压入关节间隙内，使拇、食指夹持踝关节（图169），右手在牵引下将患足左右轻轻摇摆、内翻（图170）、外翻（图171）各1～2次；之后再做跖屈、背屈动作，同时夹持踝关节的拇、食指下推上提两踝，背屈时下推，跖屈时上提。

若扭伤日久，伴有肌痉挛和关节粘连，操作时嘱咐患儿放松踝部，一手握其跟腱，一手握其前足，先做拔伸、跖屈（图172），再做突然背屈动作（图173），不宜用力过猛，然后外翻（图174）、内翻足背（图175），继之做踝关节摇法（图176）3～5遍。最后用擦法施术于局部及损伤周围，以"透热"为度。

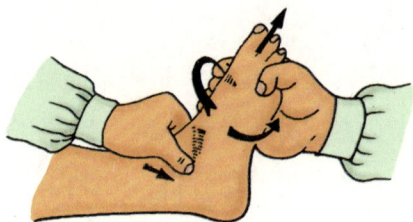

图 169　施术者左手拇、食指分别压入
患踝关节内外间隙

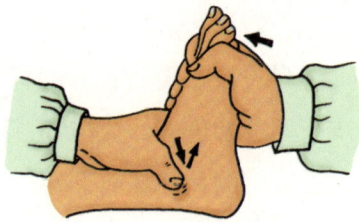

图 170　在牵引下内翻患足

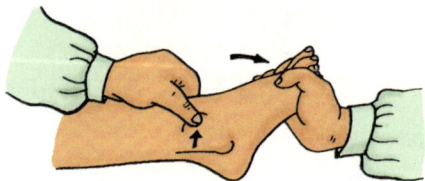

图 171　在牵引下外翻患足

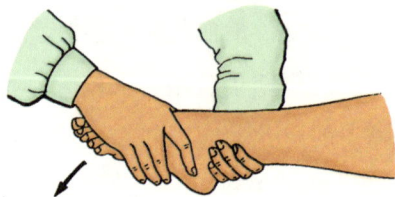

图 172　拔伸、跖屈

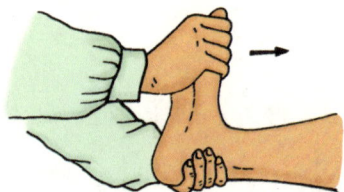

图 173　突然背屈

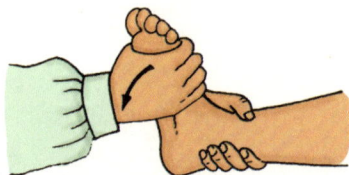

图 174　外翻足背

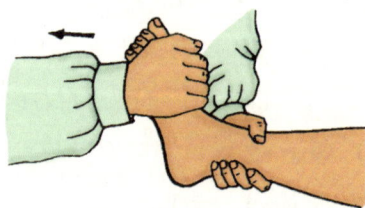

图 175　内翻足背

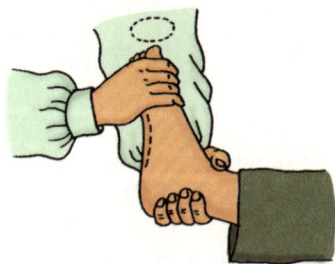

图 176　踝关节摇法

【病案举例】

梁某，男，8 岁。2012 年 10 月 13 日来诊。

主诉：右踝关节扭伤 3 天。

病史：患儿于 3 天前跑步时，不慎扭伤踝关节引起疼痛，足不敢着地，夜间痛甚，影响睡眠。曾贴伤湿止痛膏治疗，效果不佳来诊。

查体：患儿发育、营养正常，表情痛苦，右外踝处可见散在青紫瘀斑，右踝前下方肿胀、压痛，踝关节内翻时痛剧，跖屈、背伸受限。踝关节X线正、侧位片未见明显异常。

诊断：急性踝关节扭伤。

治疗：按拟定方法治疗1次后，右踝关节疼痛减轻，夜能入睡。治疗5次后，右踝关节疼痛基本消失，肿胀消退，青紫瘀斑变为淡黄色，右外踝前下方仅轻度压痛，踝关节屈伸活动基本正常。为巩固疗效，继续治疗3次，余症消失，踝关节屈伸活动自如。

第五节　五官科病症

● 近视

近视是一种以视近物清楚而视远物模糊为特征的屈光不正性眼疾，分真性近视和假性近视，属中医所谓的"能近怯远"。临床上推拿对假性近视的治疗效果较好。

【病因病机】

本病多是由于不卫生用眼造成的，如长时间近距离阅读，或在光线暗淡的情况下读书、写字，或读写姿势不当等，导致眼内睫状肌疲劳，晶状体的屈光能力下降。真性近视是指眼轴过长，超过屈光间质所能调节的范围而形成者，必须借助近视眼镜才能矫正。

【临床表现】

近视表现为视远物模糊不清，视近物正常，眼易疲劳，看书时间长时眼睛酸痛。亦有头晕脑涨、失眠、健忘、腰酸等症状。按压睛明、四白等穴有明显的酸胀或热感，甚者眯眼视物或将目标移近眼前才能看清。做视力检测及眼底镜、验光检查，可明确诊断。

【处方配穴】

分额法（图177），捏眉法（图178），抹法（图179），按揉眼眶法（图180），揉眉弓法（图181），拿颈法（图182）。

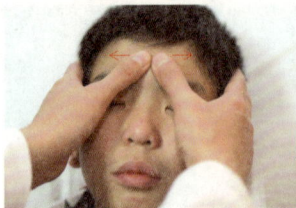

图177　分额法

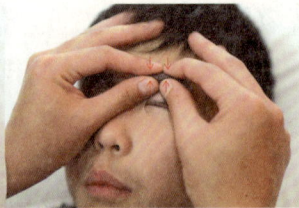

图178　捏眉法

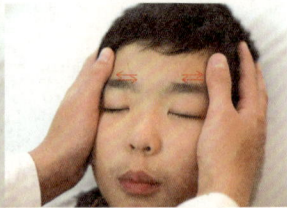

图179　抹法

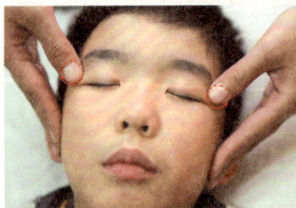

图180　按揉眼眶法

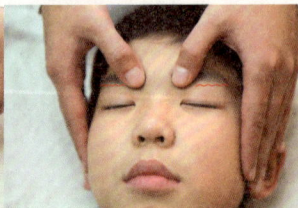

图181　揉眉弓法

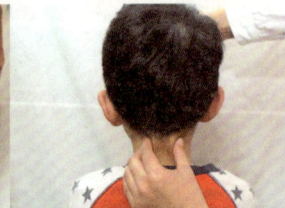

图182　拿颈法

配穴：拿风池，清肝经，揉肝腧，揉肾腧，揉太阳，揉睛明，揉四白。

每日1次，6次为1个疗程，可连续治疗2～3个疗程。

【病案举例】

秦某，女，7岁。2012年6月19日诊。

主诉：视远物模糊不清2个月。

病史：患儿于2个月前开始感觉视物疲劳，伴模糊不清，视近物尚可，看远物时症状加重，伴头晕脑涨。视力检查左眼4.7，右眼4.6。

查体：裸视左眼4.3，右眼4.2，睛明、鱼腰、四白穴有压痛；舌质淡红、苔薄白，脉沉细。

诊断：近视（假性近视）。

治疗：按拟定方法治疗15分钟后，自感双目有神，轻松舒适，头晕脑涨缓解，眼睛有明亮感，视物清楚。连续治疗5次后，视远物较清，看书时头晕脑涨症状消失。测视力（裸视）左眼5.1，右眼5.0。为巩固疗效，继续每日治疗1次，又连续治疗6次，共12次后，视物恢复正常，测视力双眼均达到5.2。

● 鹅口疮

鹅口疮表现为小儿口腔、舌上布满白屑，状如鹅口；又因其色白如雪片，故又称"雪口"。本病多发于婴幼儿。

【病因病机】

该病多是由先天胎热内留，或口腔不洁、感染秽毒之邪而致。

1. 心脾积热：先天胎热内蕴，或孕妇平素喜食辛热、油炸之品，或因产道感染，胎儿出生后不注意口腔卫生，以致心脾积热，循经上炎，熏灼口舌而发病。

2. 虚火上炎：患儿先天体弱，后天养护失宜，或久病身体虚弱，阴虚阳亢，虚火上炎，则见白屑积于口舌。

现代医学认为，鹅口疮是由白色念珠菌感染引起的。该真菌可在口腔中找到，当患儿营养不良、身体虚弱时即可发病。

【临床表现】

1. 心脾积热：口腔、舌面或咽部布满白屑、斑膜，形似奶块，无痛；擦去斑膜后可见下方有不出血的红色创面。面赤唇红，烦躁不安，口干口渴，或伴有大便秘结、小便黄赤。舌质红，指纹紫，脉滑数。

2. 虚火上炎：口腔、舌面白屑稀疏，周围红晕不著，或口舌糜烂，形体怯弱，面白颧红，神气困乏，口干不饮，大便溏；舌红，脉象细数，指纹淡紫。

【处方配穴】

1. 心脾积热

治法：清心脾之热。

清心经，清脾经，揉板门，捣揉小天心，按揉小横纹，掐揉四横纹，揉总筋，清天河水，退六腑，推下七节骨，摩腹（泻法）。

2. 虚火上炎

治法：滋补脾肾，引火归元。

揉二马，补肾经，补脾经，掐揉小横纹，掐揉四横纹，清天河水，按揉足三里，水底捞月，揉涌泉。

每日治疗 1 次，6 次为 1 个疗程。

【病案举例】

李某，男，2 个月。2014 年 3 月 19 日来诊，其母代述。

主诉：口腔内布满白屑 4 天。

病史：患儿于 1 周前高烧、流涕，口舌面有白屑散布。曾到某医院给予静滴青霉素等药物治疗，高热已退，但口内白屑未愈，唇内、上腭也出现白屑，来诊。

查体：患儿精神佳，体温正常，舌面、颊及唇内布满白色斑膜，形似奶块，流涎黏稠，伴腹胀、便秘、小便短赤；舌红，指纹紫。

诊断：鹅口疮（心脾积热型）。

治疗：按心脾积热型处方治疗 4 次痊愈。

【注意事项】

1. 患该病后应注意隔离和喂奶时的消毒，以防传播。

2. 加强营养，特别是增加维生素 B_2 和维生素 C 的补充量。

3. 使用抗生素会加重病情，延长病程。

● 流涎症

流涎症是指由于小儿唾液过多而不自觉外流的一种常见症状，早期推拿治疗效果良好。

【病因病机】

该症多由于过食辛辣肥甘，脾胃积热，或后天不足，脾气亏虚所致。

脾胃湿热：食母乳过热或嗜食辛辣之物，以致脾胃湿热，熏蒸于口而致流涎。

脾气亏虚：先天不足，后天失养，脾气亏虚，固摄不及，以致唾液从内外流而发病。

现代医学认为该症多由于小儿口、咽黏膜发炎引起。

【临床表现】

1. 脾胃湿热：涎液黏稠，口臭，不思饮食，腹胀，大便秘结或热臭，小便短赤；舌红、苔黄腻，脉滑数，指纹色紫。

2. 脾气虚弱：涎液清稀，口淡无味，面色萎黄，形体消瘦，倦怠懒言，饮食减少，大便稀薄；舌质淡红、苔薄白，脉虚弱，指纹淡红。

【处方配穴】

1. 脾胃湿热

治法：清脾胃湿热。

清胃经，清脾经，清大肠，清小肠，清天河水，掐揉四横纹，掐揉小横纹，揉总筋，摩腹（泻法）。

2. 脾气虚弱

治法：健脾益气，固摄升提。

补脾经，补肺经，补肾经，运内八卦，推三关，摩腹（补法），揉脐，摩揉百会，捏脊。

每日 1 次，6 次为 1 个疗程。

【注意事项】

1. 不宜用手刺激患儿腮部。

2. 患儿下颌部及前颈、胸前部宜保持干燥。

● 牙痛

牙痛多由牙齿及牙周疾病引起。中医将牙痛分为虚实两大类，实证是因胃火上炎所致，虚证多由肾虚所致。

【病因病机】

该病多由于胃热熏蒸，牙体及牙周不健，或感受风热，致火热上炎所致；或小儿先天气血两亏，肾阴不足，虚火上炎扰及齿龈而发病；或平素喜爱肥甘，或过食甜食，牙齿不清洁，以致牙体被蛀蚀引起。

【临床表现】

患儿牙齿疼痛，遇冷、热、酸、甜等刺激后加剧。

1. 胃火牙痛：牙龈红肿，口臭，口渴喜饮，大便秘结，小便短赤；舌红、苔黄腻，脉象滑数。

2. 肾虚牙痛：牙痛隐隐，牙龈微红，午后及咬物时疼痛加剧，伴咽干颧红、盗汗、肢体消瘦；舌红、苔少或无苔，脉细数。

3. 龋齿牙痛：牙齿不断遭受侵蚀，出现蛀孔，饮食时食物嵌塞于龋洞或受冷热刺激引起疼痛。

【处方配穴】

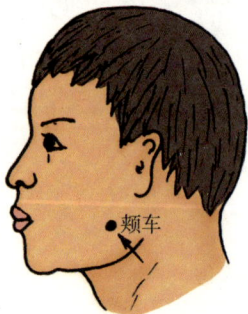

图 183　颊车

指揉法，指按法。

配穴：颊车（牙关，图 183），下关，合谷，耳门。

加减：胃火牙痛者，加清胃经、清天河水、清大肠、退六腑、清小肠、揉总筋；虚火牙痛者，加揉二马、补肾经、水底捞月、揉涌泉、清天河水、揉小横纹、清大肠。

每日治疗 1 次。

【注意事项】

嘱患儿早晚刷牙，保持口腔卫生，不宜食用过甜的食物；减少冷热刺激，发现龋齿应及早治疗。

● 鼻炎

临床上鼻炎分为急性鼻炎与慢性鼻炎。急性鼻炎以鼻黏膜的急性炎症为主要特点，俗称"伤风鼻塞"；慢性鼻炎因其黏膜肿胀，分泌物增多，而导致鼻窍不利，窒息不通，故属"鼻窒"范畴。

【病因病机】

本病多由外感风寒或风热之邪导致。肺开窍于鼻，司呼吸而主皮毛，故风邪外袭皮毛，内犯于肺，可导致肺气不宣，肺失清肃，以致邪留于鼻而发病。

【临床表现】

1. 急性鼻炎：鼻黏膜肿胀，鼻塞，流清涕，伴有头痛、发热、恶风；舌红、苔黄腻，脉浮数。

2. 慢性鼻炎：鼻黏膜弥漫性充血，肥厚或萎缩，分泌物多，流浊涕，鼻塞加重，伴有鼻音；或鼻黏膜干燥，鼻腔变宽，嗅觉减退。舌质红、苔黄，脉数。

【处方配穴】

治法：宣肺清热，通鼻窍。

搓揉鼻两侧、指揉迎香、印堂、鼻通、准头、风池、肺腧、合谷穴，拿颈法。

加减：偏风寒者，加开天门、推坎宫、揉耳后高骨、揉风池、揉风门、推天柱骨、推三关、擦背部膀胱经（以"透热"为度）；风热者，加清天河水、揉曲池、揉大椎、擦背部膀胱经（以微红为度）。

【病案举例】

王某，男，6岁。2012年3月19日诊。

主诉：交替性鼻塞，流黏涕1个月，加重5天。

病史：患儿1个月前夜眠受寒后出现鼻塞、喷嚏、流清涕，伴发热（体温37.5℃）、咽痛，5天后症状基本缓解。以后常于受凉后即出现交替性鼻塞，夜间加重，伴有头部微胀痛。近来症状加重，前来就诊。

查体：患儿发育、营养一般，体温36.8℃，鼻涕多而黄稠，嗅觉减退，面色萎黄，神疲乏力。鼻黏膜充血肿胀，鼻甲肥大，色潮红。舌尖红、苔薄黄、脉象浮数。

诊断：慢性鼻炎急性发作（风热型）。

治疗：按拟定方法治疗15分钟后，鼻塞减轻，头胀痛减轻。治疗5次后，呼吸已通畅，流涕消失，已无头痛，鼻黏膜基本正常。为巩固疗效，继续治疗2周，余症消失，嗅觉灵敏。半年后随访，痊愈，未复发。

第六节　其他病症

● 发热

发热是指体温异常升高的一种小儿常见病症。正常小儿腋下体温一般为36~37℃，在喂奶、哭闹、衣被过厚、室温过高、运动等情况下，会有生理性体温暂时升高至37.5℃左右，尤其是新生儿或小婴儿更易受以上条件影响；反之在饥饿、保暖条件不佳时，体温可降至

35℃以下。一般测腋温应以5分钟为准，口腔温度更为准确。

【病因病机】

小儿发热多是由于外感邪气、乳食积滞或体质虚弱引起的。

1.外感发热：由于小儿形气未充、腠理不固，卫外功能差，加之冷热调节能力不及、家长护理不周，易为风寒外邪所侵，邪气侵袭体表，卫外之阳被郁；或风热袭表，邪热郁蒸；或夏季感受暑湿热邪而致发热。

2.阴虚内热：小儿先天不足或后天失调，或久病伤阴而致肺肾阴亏，引起阴虚发热。

3.肺胃实热：多由于外感失治或乳食内伤，以致肺胃壅滞，郁而化热。

4.气虚发热：小儿体质素弱，后天失养，肺脾气虚，阳浮于外而发热。

【临床表现】

1.外感发热：风寒发热，无汗，头痛，怕冷，鼻塞，流清涕；苔薄白，指纹鲜红，脉浮紧。风热发热，微汗出，口干，咽痛，鼻塞流浊涕；苔黄，指纹红紫，脉浮数。暑湿发热，发热一般为38~40℃，口渴、多饮、多尿、汗闭或少汗。

2.阴虚发热：午后发热，手足心热，形体消瘦，盗汗，食欲不振；舌质红、少苔或苔剥，指纹淡紫，脉细数。

3.肺胃实热：高热，面赤，气促，不思饮食，便秘，烦躁不安，渴而引饮，小便黄赤，大便酸臭；舌红、苔黄腻或黄燥，指纹紫，脉浮数。

4.气虚发热：低热，消瘦，倦怠懒言，气短，自汗，面色㿠白，不思饮食；舌质淡红、苔薄白，脉象沉细无力或虚弱，指纹淡红。

5.暑湿发热：发热，无汗或汗出不解，头晕、头痛，鼻塞，身重困倦，胸闷，呕恶，口渴心烦，食欲不振，或有呕吐、泄泻，小便短黄；舌质红、苔黄腻，脉滑数，指纹紫滞。

【处方配穴】

1.外感发热

治法：清热解表，发散外邪。

开天门，推坎宫，揉太阳，揉耳后高骨，清天河水，清肺经。

加减：偏风寒者，加推三关、推天柱骨、拿风池、掐揉二扇门。

偏风热者，加推脊、多推天河水（300次以上）、退六腑。

2. 阴虚内热

治法：滋阴清热。

揉二马，揉肾顶，清天河水，运内劳宫，补脾经，补肺经，补肾经，揉足三里，推涌泉。

3. 肺胃实热

治法：清泻里热，理气消食。

清肺经，清胃经，清大肠，揉板门，运内八卦，清天河水，退六腑，揉天枢，推下七节骨，揉龟尾，摩腹（泻法）。

4. 气虚发热

治法：补益中气，佐以清热。

补脾经，补肺经，推三关，摩腹（补法），运内八卦，清天河水，按揉足三里，捏脊。

5. 暑湿发热

治法：清热解暑。

清胃经，清肺经，清天河水，退六腑，推脊，揉二马，揉肺腧，揉足三里。

每日1次，3~6次为1个疗程，可连续治疗1~2个疗程。

【病案举例】

孔某，男，3岁。2013年7月10日来诊。

主诉：发热2天。

病史：患儿于昨日受寒后出现发热，体温38℃，鼻塞流清涕，自觉怕冷。曾在家口服小柴胡颗粒等药物治疗，效果不佳，来诊。

查体：患儿精神不振，发育、营养佳，体温39.1℃，无汗，鼻塞，怕冷，精神倦怠，鼻流清涕，手足不温，心肺正常，腹软；舌苔薄白，指纹红。

诊断：外感发热（风寒型）。

治疗：按拟定方法（风寒型）治疗1次约15分钟后，身体舒适，额面微汗出。2小时后测体温为37.9℃。下午继续治疗第二次，第二天体温恢复正常，诸症缓解。

● 黄疸

黄疸是以目黄、身黄、小便发黄为主要症状的一种病症，其中目睛黄染尤为本病的重要特征。

【病因病机】

黄疸的病因主要有外感和内伤两个方面。外感多由于湿热疫毒导致，内伤常常和饮食、劳倦、病后有关。如夏秋季节，暑湿当令，或因湿热偏盛，由表入里，内蕴中焦，湿热之邪得不到消除，而致发病。若湿热夹时邪疫毒伤袭患儿，则病势尤为暴急，具有传染性，称为急黄。如长期过食肥甘厚腻，或饮食不清洁，或饮食长期不规律，或进食冷饮，或护理失宜，或病后脾阳受损，都可导致黄疸。黄疸的病机关键是湿邪，由于湿困脾胃，壅塞肝胆，疏泄失常，胆汁泛溢而发生黄疸。

【临床表现】

1.湿热郁蒸：面目皮肤发黄，色泽鲜明如橘皮色，哭声响亮，不欲吮乳，口渴唇干，或有发热，大便秘结，小便深黄；舌质红，苔黄腻。

2.寒湿阻滞：面目皮肤发黄，色泽晦暗，持久不退，精神萎靡，四肢欠温，纳呆，大便溏薄、色灰白，小便短少；舌质淡，苔白腻。

3.气滞瘀积：面目皮肤发黄，颜色逐渐加深，晦暗无华，右胁下痞块质硬，肚腹膨胀，青筋显露，或见瘀斑、衄血，唇色暗红；舌见瘀点，苔黄。

【处方配穴】

1.湿热郁蒸

治法：清热利湿，利胆退黄。

清脾经，清肝经，清小肠，清大肠，捣揉小天心，清天河水，摩腹（泻法），揉肝腧，揉胆腧，按揉足三里，推下七节骨。

2.寒湿阻滞

治法：温阳散寒，利湿退黄。

补脾经，运内八卦，揉外劳，推三关，清小肠，摩腹（平补平泻），揉中脘，揉脐，按揉足三里，揉肝腧，揉胆腧，按揉三阴交。

3. 气滞瘀积

治法：疏利肝胆，理气化瘀。

清小肠，清大肠，运内八卦，清肝经，分腹阴阳，揉肝腧，揉胆腧，摩腹，按弦走搓摩，按揉三阴交。

● 夜啼

夜啼是指小儿经常在夜间哭闹不停，甚至通宵达旦，或傍晚定时啼哭，或白天如常，入夜则哭啼的病症，民间俗称"夜啼郎""哭夜郎"。本病持续时间长短不定，少则数日，多则经月。本病好发于 6 个月以内的婴幼儿。

【病因病机】

该病多是由于脾寒心热，或受到惊吓，或伤食所引起的。

1. 脾寒：小儿先天稚嫩，脾常不足，若失于调护，寒邪内侵，则脾寒内生。脾为阴中之阴脏，夜属阴，阴胜脾，寒愈盛，寒邪凝滞，气机不通，故入夜脾寒腹痛而啼。

2. 心热：乳母平素嗜食辛辣肥甘，或服用热性药物，火伏热郁，火热上扰于心。心主火，属阳，阳为人之正气，至夜则阴盛而阳衰，阳衰则无力抗邪，则邪热乘心，心属火恶热，而至夜间烦躁哭啼。

3. 惊吓：小儿神气不足，心气怯弱，受惊吓后，使心神不宁，神志不安，常在梦中哭而作惊，故在夜间惊啼不寐。

4. 伤食：小儿乳食不规律，内伤脾胃，"胃不和则卧不安"，入眠而啼。

【临床表现】

1. 脾寒（脾脏虚寒）：蜷卧啼哭，喜欢趴着睡，四肢不温，厌食，大便溏薄，面色青白，口唇青或淡白；舌淡、苔薄白，脉沉细，指纹青红。

2. 心热（心经积热）：睡喜仰卧，见灯火则啼哭愈甚，烦躁不安，小便黄赤，或大便秘结，面红目赤，唇红；舌红、苔黄，脉数，指纹紫红。

3.惊吓（惊骇恐惧）：睡中突然恐慌啼哭，紧抱母怀，面色乍青乍白，山根色青，毛发直立；夜则脉来弦数，指纹青。

4.伤食（乳食积滞）：夜间阵发啼哭，腹胀腹痛，呕吐乳块，大便酸臭；舌苔厚腻，脉滑，指纹紫。

【处方配穴】

1.脾脏虚寒

治法：温中健脾。

补脾经，运内八卦，分手阴阳，推三关，摩腹（补法），揉中脘，捣揉小天心，揉足三里，捏脊。

2.心经积热

治法：清心安神。

清心经，清天河水，清小肠，揉总筋，揉内劳宫，分手阴阳，捣揉小天心。

3.惊骇恐惧

治法：镇惊安神。

推攒竹，清肝经，掐揉五指节，捣揉小天心，运内八卦，摩揉百会，摩囟门。

4.乳食积滞

治法：消食导滞。

清补脾经，揉板门，运内八卦，清大肠，摩腹（泻法），分腹阴阳，揉中脘，揉天枢，揉足三里，揉脐，推下七节骨，揉龟尾。

每日1次，3～6次为1个疗程。

【病案举例】

李某，男，4岁。2013年8月26日来诊，其母代述。

主诉：睡眠中突然哭闹3天。

病史：患儿3天前因突然受爆竹声刺激引起哭闹，于当晚夜间突然惊醒哭啼，紧依母怀，然后渐渐入睡。以后每晚发作1～2次，来诊。

查体：患儿发育、营养正常，山根色青，毛发竖立；苔薄白，指纹色青。

诊断：夜啼（惊骇恐惧）。

治疗：按惊吓夜啼方法推拿治疗 2 次治愈。

● 落枕

落枕是指小儿睡醒后，以颈项患侧肌肉痉挛、疼痛、僵硬、酸胀、头部活动受限为主要特征的病症。轻者 2～3 天自愈，重者可延至 1 周以上。推拿治疗本病疗效良好。

【病因病机】

本病多是由枕头高低不适，躺卧姿势不当，感受风寒，或因颈部突然扭转，以致颈项肌肉（如胸锁乳突肌、斜方肌、肩胛提肌）痉挛，或关节滑膜嵌顿所引起。

【临床表现】

颈项部一侧，少数两侧胸锁乳突肌痉挛、僵硬、疼痛、活动受限。患儿头歪向患侧，患侧肌肉紧张、压痛明显，颈椎棘突两侧可找到明显压痛点。

【处方配穴】

治法：舒筋通络，活血解痉。

配穴：天容、肩井、风池、天宗、夹脊、阿是穴等。

先用滚法、按揉法、拿法放松患儿颈项部及两侧肩部肌肉；再点按上述穴位，以患儿感觉酸、麻、胀、痛"得气"为度；然后用摇法、拔伸法被动活动患儿头部；最后以局部擦法"透热"。

【病案举例】

钱某，男，8 岁。2014 年 8 月 29 日诊。

主诉：颈项僵硬、疼痛、活动障碍 1 天。

病史：患儿自述于昨天睡眠起床后感到颈项疼痛、强直，转颈困难。曾在家贴伤湿止痛膏治疗，效果不佳，前来就诊。

查体：颈椎呈前倾位，左侧斜方肌紧张、压痛明显，颈 4、5、6 椎旁有压痛，肩井穴有压痛；舌苔薄白，脉象弦。

诊断：落枕。

治疗：按拟定方法治疗 15 分钟后，颈项疼痛立刻缓解，颈椎活动较灵活。

● 佝偻病

佝偻病是一种慢性营养缺乏症，多见于 3 岁以下的小儿，尤以 6～12 个月乳幼儿发病率较高。中医早有记载，如有关"五迟"（立、行、发、齿、语迟）、"五软"（头、手、足、口、肌肉痿软）、"鸡胸"、"龟背"等论述可以看作本病范畴。

【病因病机】

该病主要由于胎中失养，先天不足，后天喂养不当，营养失宜，脾肾亏损引起。肾主骨生髓，脾主运化。脾气不足，运化失司，则气血亏虚；肾气不足，则生长发育迟缓，骨骼软弱。

现代医学认为，本病主要是由于户外活动少，日光照射不足，维生素 D 缺乏，钙、磷代谢紊乱而引起骨骼、肌肉、神经等系统发育异常所致。

【临床表现】

1. 脾胃虚弱：虚胖懒动，头颅骨软，囟门宽大、久不闭合，头发枯黄，面色无华，神疲懒言，肌肉松软，不能挺立，虚弱多汗，夜卧不安，大便较稀；舌淡、苔薄白，脉缓，指纹淡红。

2. 肾气不足：形体羸瘦，头颅方大，面色无华，数岁不语或言语不清，牙齿、头发生长迟缓，或有鸡胸、龟背（脊柱后凸）、腹大（腹膨隆）、肢弯曲，发育迟缓；骨骼明显畸形，如肋间串珠、"O"型腿、"X"型腿等。舌质淡、苔薄白，脉沉细无力或虚弱，指纹淡红。

【处方配穴】

1. 脾胃虚弱

治法：健脾和胃。

补脾经，补胃经，运内八卦，运水入土，推三关，摩腹（补法），揉中脘，揉脾腧，揉胃腧，按揉足三里，揉三阴交，捏脊。

2. 肾气不足

治法：补肾益气。

补肾经，补脾经，补肺经，推三关，摩腹（补法），揉足三里，揉脾腧，揉肾腧，捏脊。

每日治疗 1 次。

【注意事项及预防】

1.妊娠期应加强户外日光照射，妊娠期后 3 个月最好口服鱼肝油补充维生素 D。

2.新生儿期尽量坚持母乳喂养，及时添加辅食（如蛋黄等）。

3.让患儿多在室外活动，以接受充足的日照。

● 解颅

解颅是以囟门扩大、颅缝裂开，到一定年龄应闭合而不闭合为特征的一种疾病。

现代医学认为，本病是因脑脊液分泌及吸收失衡，绝大多数是因为脑脊液循环发生障碍，引起脑积水所致。此病多同时伴有"五迟""五软"等症。

【病因病机】

本病发病多责之于肾虚，肾主骨，生髓充脑，肾虚则导致骨之生成受限，囟门不能如期闭合，以致囟门宽大、颅缝裂解；或因病后肾虚，肾虚则水不胜火，火气上蒸，产生髓热，髓热则解而颅缝分开。

【临床表现】

小儿出生后因囟门长久不闭合，反而逐渐加宽、开解，头颅明显增大，头皮发亮、青筋暴露，目珠下垂、黑少白多，颈细头大、头颅不立，身体瘦弱、发育迟缓，神情呆滞；舌质淡、苔薄而白，脉虚弱或沉细无力，指纹淡红。

【处方配穴】

治法：补益肾气。

补肾经，补脾经，补肺经，推三关，运内八卦，揉百会，揉神聪（该穴又叫四神聪，位于百会穴左、右、前、后各旁开 1 寸处），揉二马，摩腹（补法），揉肾顶，揉足三里，捏脊。

每日治疗 1 次，6 次为 1 个疗程。

● 惊风

惊风是以肢体抽搐、两目上视和意识不清为主要特征的小儿常见病症，又称惊厥。临床上分急惊风和慢惊风。急惊风发病急，病情重，如果处理不当，可导致脑组织和局部机体缺氧，遗留后遗症状，更甚者可引起窒息，发生呼吸困难和循环衰竭，因此治疗一定要及时。

现代医学认为，惊风是中枢神经系统功能紊乱的一种表现。下文所述的惊风是指小儿时期最为常见的由高热和中枢神经系统感染引起的惊风。

【病因病机】

中医认为风、热、痰、火之邪或惊吓、食滞等是惊风最常见的病因。小儿为纯阳体质，感受六淫外邪，极易化热，热极生风，风热相煽，煎熬津液，炼液为痰；或因乳食不节，乳食积滞，痰热内生，气机逆乱，蒙蔽清窍，则发为惊风。另一方面，津液耗伤，阴血不足，不能濡养筋脉，会导致肢体拘急、抽搐、角弓反张。

慢惊风多是由于急惊风失治，或突受惊吓，或久泻、大病后正气亏损、津血不足、筋脉失于濡养而致。

现代医学认为，小儿中枢神经系统发育不全，当遇高热或炎症刺激时，则易发惊风。

【临床表现】

1.急惊风者：高热达 39 ℃以上，面赤唇红，气急气促，鼻翼扇动，烦躁不安，甚至出现神志昏迷、两眼上翻、牙关紧闭、角弓反张、四肢抽搐或颤动等症状。

2.痰湿内阻者：可伴有痰鸣、咳吐不利、呼吸气急、舌苔白腻等症。

3.伤食积滞者：可伴有脘腹胀满、大便秘结、苔厚腻、脉滑等症。

4.慢惊风者：可见面色苍白，嗜睡无神，双手握拳，抽搐无力，时作时止；有的在沉睡中突发痉挛，四肢逆冷。

【处方配穴】

1.急惊风

治法：急则治其标，开窍镇惊；然后缓则治其本，或清热，或导痰，或消食。

开窍：掐人中，掐十宣，拿合谷，掐端正，掐老龙，掐山根，掐承浆，掐威灵，掐精宁，掐少商，掐中冲，掐少泽，掐皮罡，掐甘载，拿仆参（以上穴位可选择应用）。

止抽搐：拿合谷，拿曲池，拿肩井，拿百虫，拿膝眼，拿前承山，拿后承山，拿委中，掐解溪，拿昆仑，二龙戏珠。

导痰化痰：清肺经，推、揉膻中，揉天突，揉中脘，搓摩胁肋，揉肺腧，分推肩胛骨，开璇玑，合推大横纹。

消食导滞：运板门，清大肠，补脾经，揉中脘，揉天枢，摩腹（泻法），按揉足三里，运外八卦，推上七节骨，分腹阴阳。

清热：清肝经，清心经，清肺经，清胃经，退六腑，清天河水，打马过天河，推脊，掐商阳，掐关冲，揉曲池，苍龙摆尾。

2. 慢惊风

慢惊风急性发作时可按急惊风处理。

治法：培补元气，熄风止搐。

补脾经，补肾经，清肝经，推三关，拿曲池，按揉百会，摩中脘，摩腹（补法），按揉足三里，拿委中，捏脊。

急惊风者掐醒即止，慢惊风者每日1次。

【病案举例】

王某，男，3岁。2013年3月11日来诊，其母代述。

主诉：发热3天，两眼上翻5分钟。

病史：患儿于3天前发热，体温37.6～38℃，鼻塞流涕，厌食，精神不振，曾在家口服退热药物等治疗，效果不佳。第3天突然两目上视，急就诊。

查体：病情危急，面唇青紫，口吐白沫，两眼上翻，昏迷不醒，指纹色紫。

诊断：急惊风。

治疗：急以开窍醒神，掐人中、掐合谷、掐十宣、掐承浆交替使用，约1分钟后，患儿"哇"的一声啼哭，神态、呼吸恢复正常，面唇红润，转危为安。体温39.2℃，急以酒精为介质，予以清天河水、退六腑、清肝经、清胃经、推下七节骨、推脊，配以物理降温，以泻其热。1小时后体温降至37.8℃，经推拿3次后体温恢复正常。

● 痄腮

痄腮是以发热、耳下腮部肿胀疼痛为主要特征的急性传染病。该病一年四季均可发生，冬春季节易于流行，学龄儿童发病率较高。一般预后良好，但年长儿可并发睾丸肿痛（腮腺炎性睾丸炎）等病。

该病相当于现代医学中的流行性腮腺炎，多由腮腺炎病毒引起，患病后可获得终身免疫。

【病因病机】

该病多因外感风温邪毒，邪袭少阳经脉，脉络失和，经气郁结于腮部，而发为肿胀。足少阳与足厥阴经互为表里，邪传厥阴而致睾丸肿痛。若毒邪炽盛，邪陷心肝，热极生风，内扰神明，则出现高热、昏迷甚至惊厥等病变。

【临床表现】

1.风热轻症：发热、恶寒较轻，一侧或两侧耳下腮部肿胀疼痛，咀嚼不便，伴头身疼痛、鼻塞流涕、咽红；舌红、苔薄白或薄黄，脉浮数，指纹紫。

2.风热重症：高热恶寒，腮部漫肿，胀痛拒按，头痛较甚，面赤唇红，咽红肿痛，大便秘结，小便黄赤；舌红、苔薄黄，脉滑数或浮数，指纹紫滞。

【处方配穴】

1.风热轻症

治法：疏风清热，消肿散结。

清天河水，清板门，分推大横纹，揉牙关，揉耳门，揉翳风，清肺经，拿风池，揉太阳，揉耳后高骨。

2. 风热重症

治法：清热解毒，软坚散结。

退六腑，打马过天河，清天河水，清胃经，清心经，清肝经，水底捞月，揉大椎，推脊，合推大横纹，拿曲池，揉合谷，推涌泉。

每日治疗 1 次，高热者可每日治疗 2 次。

【注意事项】

1. 患儿应隔离，直至腮腺肿胀完全消退为止。卧床休息，给予对症治疗。若并发睾丸炎，应延长卧床休息时间。

2. 病期给予半流质饮食或软食，保证饮入充足的液体，不宜饮用酸性饮料。

3. 保持口腔清洁，饭后用温水漱口。

4. 若腮腺及头痛较甚，可适当服用解热镇痛类药物，但抗生素对本病无效。

5. 局部外涂紫金锭 1 枚，用醋研细末，外涂腮肿部位，每日 1～2 次；或用鲜蒲公英捣烂，加少许青黛外敷。

● 小儿麻痹症后遗症

小儿麻痹症是以先后发热两次，继之肢体疼痛痿软，后遗肢体瘫痪，不能站立行走，失去自主活动能力为主要症状的急性传染病，又称小儿脊髓灰质炎。该病多发于夏秋季节，1～5 岁小儿发病率高。推拿治疗小儿麻痹后遗症效果良好，能增强肌力，并纠正骨骼畸形。

【病因病机】

本病因风、热、暑、湿时行疫毒之邪从口鼻侵入人体，首先犯肺，肺失清肃，因此出现类似感冒的发热、身痛、咽红、流涕、咳嗽等症状；胃失和降，则会出现呕吐、腹痛或腹泻、腹胀等消化道症状；邪毒流窜经络、四肢百骸，则经络不通、气血阻滞，可以出现肢体疼痛、麻痹；病久损及肝、肾，则形体失养，肢体痿软，肌肉萎缩，甚至可以出现骨骼畸形等后遗症状。

现代医学认为，本病是因脊髓灰质炎病毒损伤脊髓（也可累及延脑、桥脑、中脑及小脑）前角运动神经细胞，故临床表现为相应组织的弛缓性麻痹。

【临床表现】

小儿麻痹症的临床表现可分为三个阶段：

1.急性发作期（前驱期）：发热，食欲不振，或伴有呕吐、腹泻、咳嗽、咽红、全身不适等呼吸与消化道症状，2～3天后常可退热，诸症消失。

2.瘫痪前期（瘫痪期）：在退热后1～6天，可再次发热，同时伴有烦躁不安、多汗、肢体疼痛等症状，几天后逐渐出现部分肢体瘫痪。其特点是瘫痪呈弛缓性，分布不规则、不对称，常见于四肢，以下肢瘫痪最多，但随着发热的减退，其他症状逐渐消失，瘫痪也不再发展。如果颈、胸部脊髓神经受损，可出现膈肌、肋间肌麻痹。延髓受损时可发生咽部肌群麻痹，出现呼吸障碍等危重症状，应及时就医。

3.恢复期（后遗期）：退热后1～2周，瘫痪有自动恢复的趋势。恢复的快慢与神经受损程度轻重有关，一般在6个月内如不能完全恢复，常遗留肌肉萎缩、畸形等后遗症，如口眼歪斜，头向左右倾倒，脊柱侧凸，肩关节如脱臼状，膝后凸或外展，以及足内翻、足外翻、马蹄形足、仰趾足等畸形。

【处方与配穴】

治法：通经活血，荣筋养肌，矫正畸形。

面部：患儿取坐位。用推揉法自患儿攒竹（图184）斜向瞳子

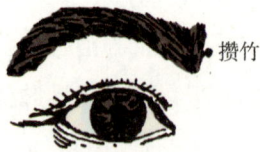

图 184　攒竹

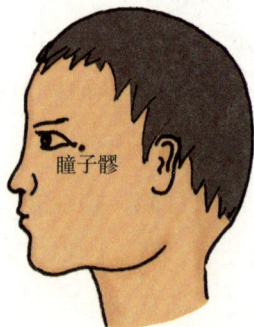

图 185　瞳子髎

髎（图185）、颊车、地仓穴（图186）操作，往返治疗5遍。

颈及上肢部：患儿取坐位。用推法自患儿天柱（图187）至大椎、肩井穴等处往返操作数次，再推揉肩关节周围，然后用拿法自其三角肌、肱二头肌至肘部，再向下沿前臂到腕部，往返数次。婴幼儿可配用摇肱肘、摇洪池，操作3～5次。

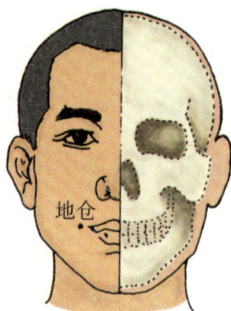

图186　地仓

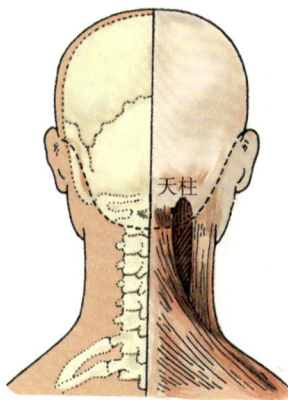

图187　天柱

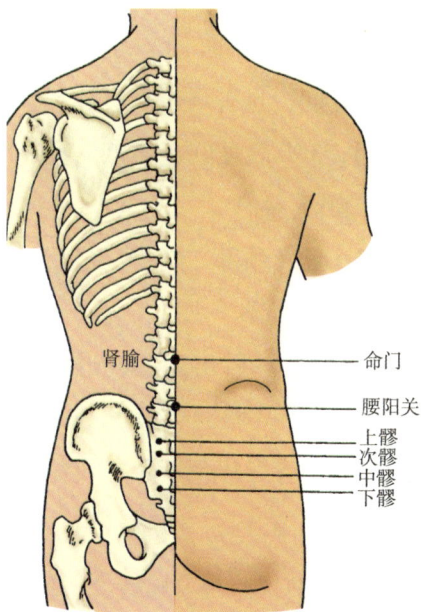

图188　肾腧、腰阳关、命门、八髎

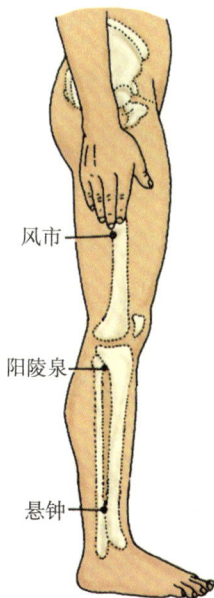

图189　风市、阳陵泉、悬钟

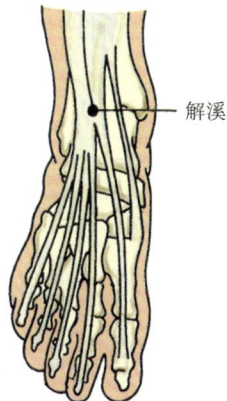

图190　解溪

腰及下肢部：患儿取俯卧位。用滚法或配合小滚法，从患儿腰部起向下至尾部、臀部，循其大腿后侧往下至足跟，往返操作数次，配合按揉肾腧、腰阳关、命门、八髎穴（图188），拿委中穴。接着患儿取仰卧位。用滚法自患儿股前至小腿外侧往返操作数次，配合按揉足三里、风市、阳陵泉、悬钟（图189）、解溪穴（图190）等，同时配合膝关节、踝关节摇法。

每日或隔日治疗1次。

● 麻疹

麻疹是麻疹病毒引起的最常见的小儿出疹性传染病，冬、春季节发病多，传染性强，预后好，愈后能获得终身免疫。本病多见于半岁以上的婴幼儿，为儿科"麻、痘、惊、疳"四大症之一。

【病因病机】

本病多由于时邪病毒由口鼻而入侵犯肺、脾两经所致。肺主皮毛，脾主肌肉，故疹点隐隐见于皮下，累累见于肌腠之间。

现代医学认为，本病病原体为麻疹病毒，通过飞沫传播。

【临床表现】

本病在临床上分为疹前期、出疹期、恢复期，且有顺逆之辨。

1.疹前期：发热，眼泪汪汪，鼻流清涕，3天后见红色疹点，稍见隆起，触之碍手，状如麻粒，口腔内可见黏膜斑。

2.出疹期：从耳后发际开始，继则面部，延及颈部、躯干，最后至四肢，直至手足心底。出疹较快，一般3天左右出齐。

3.恢复期：退疹顺序与出疹相同，先出先退，后出后退，退疹较慢，在鼻尖与面颊部较多，此为顺证，预后良好。

若见疹点透发不畅，或隐而不现，或稀疏不齐、疹色紫黯，或见疹点骤然消退且伴有并发症，以肺炎为多，症见体温升高，咳嗽气急，寒战胸痛，鼻翼扇动，痰声噜噜，甚至面色苍白、唇甲青紫等，此为逆证。

【处方与配穴】

根据麻疹分期的不同而有所侧重。

1. 疹前期

治法：解肌透表。

推攒竹，推眉弓，揉太阳，补脾经，清肺经，揉肺腧，揉风门（在第 2 胸椎棘突下旁开 1.5 寸），推三关。

2. 出疹期

治法：清热解毒，透疹达邪。

补脾经，清天河水，揉小天心，揉一窝风，掐揉二扇门，清胃经，清肺经，揉肺腧，推脊。

加减：若见疹色紫赤、稠密成片，身热烦渴，为热毒炽盛，宜加退六腑，多清天河水；并发肺炎者，宜加推揉膻中，分推肩胛骨，多清天河水、揉肺腧、清肺经，以加强宣肺解表、清热解毒的作用；若高热抽搐，加掐人中、掐老龙，以开窍醒神、止抽搐。

3. 恢复期

治法：养阴补虚。

补脾经，补肺经，补肾经，揉上马，揉板门，揉中脘，揉足三里，捏脊，清天河水。

每日治疗 1 次。

【注意事项及预防】

1. 患儿应隔离，卧床休息，避风，保持口腔及眼、鼻清洁。

2. 室内空气要流通，随气候变化而勤换衣服，免受风寒。

3. 要避免接触麻疹患者，防止传染。

4. 注射麻疹减毒活疫苗进行免疫。

第五章　小儿保健

第一节　喂养与保健

一、提倡母乳喂养

母乳是最好的天然营养品，它含有适量的糖、脂肪和容易消化的蛋白质，还有丰富的维生素、消化酶以及一定浓度的免疫球蛋白。另外，由于母乳不会被病菌感染，直接喂母乳可避免胃肠病，有利于孩子的健康发育。经临床观察，由母乳喂养的孩子的发病率明显低于人工喂养者。其哺乳方法如下。

1.时间。在新生儿出生的1周内，每2小时可哺乳1次。如果乳汁不足，一般可在间隔时间之内用小匙喂些温开水，切忌喂糖水和用奶瓶喂水。此时婴儿还不宜接触各种精制提炼的糖（如白糖、蜂蜜、糖浆等），如果食用过量会使脑部进入疲劳状态，易导致不健康发胖。还需要注意的是，由于此时婴儿的睡眠节律还未养成，夜间应尽量少打扰婴儿的睡眠，喂养的间隔也可由2小时逐渐延长至4~5小时。从第2周开始，可逐渐延长哺乳间隔时间，保持一昼夜哺乳8~10次。如果母乳充足，可养成按时喂乳的习惯，每次喂乳时间保持在20分钟左右。由于个体差异，要根据婴幼儿的需要决定哺乳的次数及每次哺乳时间的长短，也许在刚开始哺乳时，喂养的次数很多，也无时间规律，但经过一段时间后，一定会渐渐形成规律。有些乳量过多的母亲，在哺乳时，会出现另一个乳房溢奶的现象，这时可将溢奶的乳头向上折轻按一会，溢奶现象便会停止。在哺乳期间，乳母应加强营养，多吃鸡蛋、肉类及小米汁等，以利于乳汁的补充。

2.方法。哺乳时应将小儿斜抱起。哺乳后将婴儿竖着抱起，使其趴在乳母肩上，并由下而上轻拍其背部，使吸入的空气徐徐排出，以防止溢乳。哺乳时最好每次吸完一侧再吸另一侧，下次再先吸上次未排空的一侧，这样可保证乳腺排空，有利于刺激乳汁分泌。

3.断乳。母乳喂养虽适宜，但常随婴儿年龄的增长而感不足。又因婴儿消化功能的发育和牙齿的长出，对食物的质和量提出了新的要求，因此在一定时间需添加一部分辅助食物，以补足营养的需要，同时亦为断乳做好准备。断乳应逐渐进行，一般在1岁或迟至2岁可断乳。天气太热或者太冷的时候不适合断乳，比较容易发生病毒感染的时候也不适合断乳；母乳不足者应提早断乳，母乳量多或体弱儿可适当延迟断乳。断乳开始时，每日减少哺乳1次，并以辅食代替，以后逐渐增加辅食次数，减少哺乳次数。若母乳喂养时间过长，小儿易发生营养缺乏病，母亲也得不到休息，对母子双方均有弊无利。

二、人工喂养与混合喂养

在母乳不足时，可根据婴儿的月龄和奶量缺乏情况添加代乳品及辅食。

1.人工喂养。人工喂养是指由于各种原因，母亲不能喂哺婴儿时，可选用牛、羊乳，或其他兽乳，或其他代乳品喂养婴儿。人工喂养需要适量而定，否则不利于婴儿发育。4个月以内的婴儿可选择含蛋白质较低的婴儿配方奶，6～8个月的婴儿可选用蛋白质含量较高的配方奶。那些对乳类蛋白质过敏的患儿，可选用以大豆作为蛋白质的配方奶。奶量按婴儿体重计算。每日每千克体重需牛奶100毫升，如婴儿6千克重，每天就应吃牛奶600毫升，约3瓶奶，每3～4小时喂1次奶。需要注意的是奶粉的浓度不能过浓，也不能过稀。过浓会使婴儿消化不良，大便中会带有奶瓣；过稀则会使婴儿营养不良。母乳中水分充足，因此吃母乳的婴儿在6个月以前一般不必喂水，而人工喂养的婴儿则必须在两顿奶之间补充适量的水。4个月以内的婴儿不宜以米糊为主食，以免引起蛋白质缺乏而导致营养不良。

人工喂养有很多缺点，最重要的一点是，由于各种代乳食品不含免疫物质，又很容易被细菌污染，因此人工喂养儿发病率较母乳喂养者高，且易引起过敏及消化不良。但如能选用优质乳品或代乳品，调配恰当，供应充足，注意消毒，也能满足小儿营养的需要，使其生长发育良好。同时应提早添加辅助食品，如婴儿米粉及麦粉，其营养均衡全面，蛋白质、脂肪含量较高，还含有多种维生素，容易消化吸收，能满足婴儿生长发育的需要。

2. 混合喂养。混合喂养是指如母乳分泌不足或因工作原因白天不能哺乳，需加用其他乳品或代乳品的一种喂养方法。它虽然比不上纯母乳喂养，但还是优于人工喂养，尤其是在产后的几天内，不能因母乳不足而放弃。混合喂养每次补充其他乳类的数量应根据母乳缺少的程度来定。混合喂养可在每次母乳喂养后补充母乳的不足部分，也可在一天中 1 次或数次完全用代乳品喂养。但应注意的是母亲不要因母乳不足从而放弃母乳喂养，至少应坚持母乳喂养婴儿 6 个月后再完全使用代乳品。混合喂养的方法有两种：

（1）补授法：每天哺喂母乳的次数照常，但每次喂完母乳后，接着补喂一定数量的配方乳或兽乳，这叫补授法。补授法适用于 6 个月以前的婴儿。其特点是，婴儿先吸吮母乳，使母亲乳房按时受到刺激，能够保持乳汁的分泌。

（2）代授法：一次喂母乳，一次喂配方乳或兽乳，轮换间隔喂食，这叫代授法，但喂配方乳或兽乳的次数以不超过每天哺乳总次数的一半为宜。代授法适合于 6 个月以后的婴儿。这种喂法容易使母乳减少，但逐渐地用牛奶、代乳品、稀饭、烂面条代授，可培养孩子的咀嚼习惯，为以后断奶做好准备。

对于婴儿来说，原则上应用母乳喂养。采用混合喂养的只限于母乳确实不足，或妈妈有工作而中间又实在无法哺乳的时候。混合喂养不论采取哪种方法，每天一定要让婴儿定时吸吮母乳，补授或代授的奶量及食物量要足，并且要注意卫生。

3. 辅食的添加。足月产的婴儿添加辅食的时间应该是在出生后 4 个月以后，但如果是早产儿，还应该算入早产的时间。有些孩子的断奶时间更晚些，要到 6 个月的时候才能完全适应辅食。即使每次摄入的辅食量都不多也没关系，应该顺其自然，慢慢地婴儿就会适应的。过早地添加辅食可能引起婴儿腹胀和腹痛，也可能导致婴儿便秘或腹泻。如果婴儿出现食物不耐受，很可能是过早添加辅食的原因。每个孩子都需要时间来适应辅食，这样，孩子的免疫系统才能逐渐完善。

添加辅食时，要遵循循序渐进的原则，要做到从少到多，从稀到稠，从细到粗，从软到硬，从泥到碎，逐步适应婴儿消化、吞咽、咀嚼能力的发育。添加辅食，是帮助婴儿进行食物品种转移的过程，使以乳类为主食的乳儿，逐渐过渡到以谷类为主食的儿童。所以要循序渐进，按照婴儿月龄大小和实际需要来添加辅食。一般情况下，不宜在夏季和患病时添加辅食。如果婴儿出现了腹泻、呕吐、厌食等情况，也应暂时停止辅食的添加，等到孩子消化功能恢复，再重新开始，但数量和种类都要比原来减少，然后逐渐增加。辅食的添加参见表 6。

表 6　辅食的添加

月龄	辅食种类
4 ~ 6 个月	蔬菜泥、水果泥、蛋黄、米粉等泥糊状和流质饮食
7 ~ 9 个月	蛋羹、鱼、肉、面粥、碎菜粥等可咀嚼的软固体食物
10 ~ 12 个月	包子、饺子、馒头片、碎菜、碎肉等软饭
12 ~ 15 个月	可跟随成人饮食，注意少盐少油，口味清淡

第二节　预防接种保健

许多传染病在人的一生中只得一次，因为病原体（细菌、病毒等）可以刺激身体的免疫系统（包括胸腺、骨髓、淋巴结等）产生抗体与抗原（病原体）结合，这样，病原体就会失去致病力。每种抗原只能产生相应的抗体。预防接种就是将对人体危害性强的某些病原体，采用人工处理的方法使其毒性减低或将其杀灭，或只用其毒素，即"生物制品"，把它接种到小儿身体内后，同样可以激发小儿的免疫力，达到不生这种传染病的目的。有计划地广泛开展预防接种，以提高人们的免疫水平，是预防和消灭传染病的重要措施。

一、目前常用的计划免疫苗

现在常用的免疫苗有抗结核病的卡介苗，抗百日咳、白喉、破伤风毒素的联合疫苗，还有抵抗麻疹、脊髓灰质炎、脑膜炎、乙脑等的疫苗等。计划内疫苗（一类疫苗）根据国家规定纳入计划免疫（表7），属于免费疫苗，是从宝宝出生后就必须进行接种的。

表7　国家免疫规划疫苗免疫程序

疫　苗	接种对象月(年)龄	接种剂次	接种部位	接种途径	接种剂量/剂次	备　注
乙肝疫苗	0、1、6月龄	3	上臂三角肌	肌内注射	酵母苗 5 μg/0.5 mL CHO苗 10 μg/1 mL、20 μg/1 mL	出生后24小时内接种第1剂次，第1、2剂次间隔≥28天
卡介苗	出生时	1	上臂三角肌中部略下处	皮内注射	0.1 mL	
脊灰疫苗	2、3、4月龄 4周岁	4		口服	1粒	第1、2剂次，第2、3剂次间隔均≥28天
百白破疫苗	3、4、5月龄，18~24月龄	4	上臂外侧三角肌	肌内注射	0.5 mL	第1、2剂次，第2、3剂次间隔均≥28天
白破疫苗	6周岁	1	上臂三角肌	肌内注射	0.5 mL	
麻风疫苗（麻疹疫苗）	8月龄	1	上臂外侧三角肌下缘附着处	皮下注射	0.5 mL	
麻腮风疫苗（麻腮疫苗、麻疹疫苗）	18~24月龄	1	上臂外侧三角肌下缘附着处	皮下注射	0.5 mL	
乙脑减毒活疫苗	8月龄，2周岁	2	上臂外侧三角肌下缘附着处	皮下注射	0.5 mL	

疫苗	接种对象 月(年)龄	接种剂次	接种部位	接种途径	接种剂量 /剂次	备注
A群流脑疫苗	6~18月龄	2	上臂外侧三角肌附着处	皮下注射	30 μg/0.5 mL	第1、2剂次间隔3个月
A+C流脑疫苗	3周岁，6周岁	2	上臂外侧三角肌附着处	皮下注射	100 μg/0.5 mL	2剂次间隔≥3年；第1剂次与A群流脑疫苗第2剂次间隔≥12个月
甲肝减毒活疫苗	18月龄	1	上臂外侧三角肌附着处	皮下注射	1 mL	
出血热疫苗(双价)	16~60周岁	3	上臂外侧三角肌	肌内注射	1 mL	接种第1剂次后14天接种第2剂次，第3剂次在第1剂次接种后6个月接种
炭疽疫苗	炭疽疫情发生时，病例或病畜间接接触者及疫点周围高危人群	1	上臂外侧三角肌附着处	皮上划痕	0.05 mL(2滴)	病例或病畜的直接接触者不能接种
钩体疫苗	流行地区可能接触疫水的7~60岁高危人群	2	上臂外侧三角肌附着处	皮下注射	成人第1剂0.5 mL，第2剂1.0 mL；7~13岁剂量减半，必要时7岁以下儿童依据年龄、体重酌量注射，不超过成人剂量的1/4	接种第1剂次后7~10天接种第2剂次

注：红色疫苗为流行地区使用，不作为常规接种。

二、对接种疫苗后不良反应的处理

大多数疫苗接种后是没有不良反应的，只有少数小儿有不良反应，如接种后局部红肿、疼痛。其中破伤风疫苗接种后不良反应比较明显，还可能有局部淋巴结肿大、注射部位有瘙痒感等。这些局部不良反应一般都比较轻微，可以用清洁毛巾热敷注射部位，以减轻疼痛感或不适感，多在两三天后自行消退。注意不要让小儿抓挠注射部位，以免引起继发感染。如果接种疫苗部位的红、肿、热、痛持续性加剧，局部淋巴结明显肿大、疼痛，说明有可能出现继发性感染，需及时就医。当接种百白破、麻疹、流感、流脑、甲肝等疫苗后，一般在 24 小时内，有可能出现发热、头痛、乏力、嗜睡、呕吐、腹泻、烦躁不安等症状。如果发热在 38.5 ℃以下，无其他明显不适，不必进行特殊处理，多喝水，多休息，一般 1～2 天内体温就能恢复正常。如果体温超过 38.5 ℃，同时还伴有较严重的烦躁、呕吐等症状，或体温 2 天后持续不退并有继续上升的趋势，要考虑是不是在此期间小儿又受到了其他病原体的感染，需及时就医。接种卡介苗后 3～4 星期，接种处会出现红肿，逐渐形成一个小脓疱，并自行溃破，流出一些分泌物，以后溃破处结成痂皮后自行脱落，留有一小疤痕，这是接种卡介苗后的正常反应，不必担心。

三、预防接种应注意的几个问题

1. 接种前，家长可给孩子洗一次澡，保持接种部位皮肤清洁。换上宽松柔软的内衣，向医生说清孩子的健康状况，经医生检查认为没有接种禁忌证方可接种。

2. 空腹饥饿时不宜注射预防针，以防幼儿因血糖过低引起严重反应。

3. 患有感冒、发热、扁桃体炎或其他慢性疾病，如肺结核、心脏和肾脏病未恢复健康者，暂不宜接种。

4. 患有过敏性疾病，如荨麻疹、气管炎、哮喘等病时不宜接种。

5. 患有皮肤病时不宜接种疫苗。

6. 接种完毕，应在接种场所观察 15～30 分钟，无反应再离开医院。孩子接种后要避免剧烈活动。对孩子要细心照料，注意观察，如孩子有轻微发热反应，一般在 1～2 天就会恢复正常。

7. 服脊灰疫苗糖丸后，半小时内不宜进食热食及哺乳。

预防接种对控制小儿传染病的发生、保证小儿健康成长有着极为重要的作用。为了减少传染病的发生，注意不要让小儿与患病儿接触，不携带小儿去探望病人，不到人员拥挤的地方去。家长如发现小儿得了传染病，应立即与健康儿隔离并及时就医，让其他儿童注意预防，以免再扩散传播。

第三节 健脾胃保健法

中医学认为，"脾胃为后天之本，气血生化之源"，"小儿脾常不足"。由于小儿生长发育快，需要的水谷精微较成人迫切，但因小儿脏腑形态发育未全，运化功能也未健全，易为饮食所伤而出现厌食、腹泻、呕吐等脾胃症状，因此注意调理儿童脾胃，使其正常运转，是儿童健康成长的基本保证。

有关推拿保健穴位，具有健脾和胃、增强食欲、调理气血、增强抗病能力的作用。

【处方配穴】

补脾经 500 次，摩腹 3～5 分钟（顺时针、逆时针各操作半数），揉足三里（双侧）各 50～100 次，捏脊 3～5 遍。

每日 1 次，6 次为 1 个疗程，疗程间休息 3 天，再进行下一疗程。一般在清晨或饭前操作。

若小儿患急性传染病，可暂停操作，待病愈后再进行。

第四节 眼睛保健法

眼睛是人体的重要器官，保护视力很重要，应从小养成保护眼睛的好习惯。对有关穴位进行按摩刺激，可以疏通经络，调和气血，增强眼睛相关肌肉的血液循环，改善眼部神经的营养，使眼肌的疲劳得以解除。

【处方配穴】

推攒竹（图 191）50 次，以指端由下而上交替直推；揉鱼腰 50 次；揉睛明（图 192）50 次；揉太阳（图 193）50 次；揉眉弓 50 次；浴目（图 194）30 次，即轻闭双眼，两手四指擦热后，由目内眦向目外眦轻摩；按揉颈部棘突 5～10 遍；以两手食指指腹按揉四白（图195）50次；拿风池、曲池、合谷、肩井穴各 3～5 次。每日操作 1～2 次。

【注意事项】

1. 本法对 7～12 岁的儿童最为适宜，每天可在课间或作业后进行。

2. 取穴要准确，手法要轻缓，以儿童自我感觉轻微酸胀为度，不宜过分用力，以免擦伤皮肤。

3. 要经常督促儿童剪短指甲，保持双手清洁。

4. 推拿完毕，可以让儿童视远处绿色植物。

5. 让儿童尽量少吃甜食。

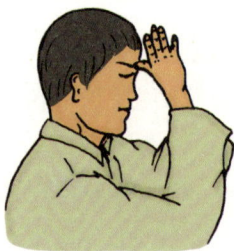

图 191　推攒竹

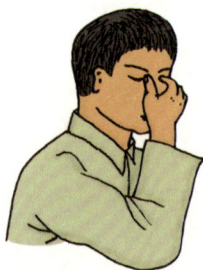

图 192　揉睛明

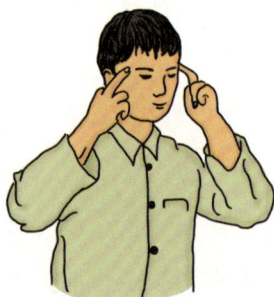

图 193　揉太阳

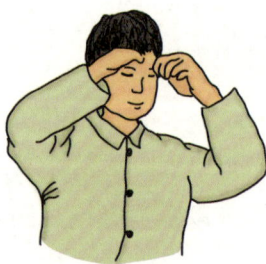

图 194　浴目

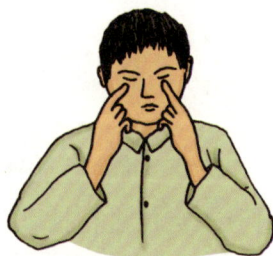

图 195　按揉四白

第六章 小儿推拿歌赋选

在小儿推拿著作中，除了对小儿病症的诊断、治疗方法和小儿穴位、小儿推拿手法有较多记述外，在各方面以歌赋形式著述者也有很多。这些歌赋大都内容朴实，便于学习和记忆，兹辑录如下，以供学习参考。

小儿无患歌（《小儿推拿方脉活婴秘旨全书》）

孩童常体貌，情志自殊然，

鼻内干无涕，喉中绝没涎。

头如青黛染，唇似点朱鲜，

脸若花映竹，颊绽水浮莲。

喜引方才笑，非时手不掀，

纵哭无多哭，虽眠未久眠。

意同波浪静，性若镜中天，

此候俱安吉，何愁疾病缠。

认色歌（《小儿按摩经》）

眼内赤者心实热，淡红色者虚之说，

青者肝热浅淡虚，黄者脾热无他说，

目无精光肾虚诀。

儿子人中青，多因果子生，

色若人中紫，果食积为痞。

人中现黄色，宿乳蓄胃成，

龙角青筋起，皆因四足惊。

若然虎角黑，水扑是其形，

赤色印堂上，其惊必是人。

眉间赤黑紫，急救莫沉吟，

红赤眉毛下，分明死不生。

面部五位歌 (《小儿按摩经》)

面上之症额为心，鼻为脾土是其真，

左腮为肝右为肺，承浆属肾居下唇。

面色图歌 (《小儿按摩经》)

额、印堂、山根：

额红大热燥，青色有肝风，

印堂青色见，人惊火则红。

山根青隐隐，惊遭是两重，

若还斯处赤，泻燥定相攻。

年寿：

年上微黄为正色，若平更陷夭难禁，

急因痢疾黑危候，霍乱吐泻黄色深。

鼻准、人中：

鼻准微黄赤白平，深黄燥黑死难生，

人中短缩吐因痢，唇反黑候蛔必倾。

正口：

正口常红号曰平，燥干脾热积黄生，

白主失血黑绕口，青黑惊风尽死形。

承浆、两眉：

承浆青色食时惊，黄多吐逆痢红形，

烦躁夜啼青色吉，久病眉红死症真。

两眼：

白睛赤色有肝风，若是黄时有积攻，

或见黑睛黄色现，伤寒病症此其踪。

风池、气池、两颐：

风气二池黄吐逆，躁烦啼叫色鲜红，

更有两颐胚样赤，肺家客热此非空。

两太阳：

太阳青色惊方始，红色赤淋萌蘖起，

要知死症死何如，青色从兹生入身。

两脸：

两脸黄为痰色咽，青色客忤红风热，

伤寒赤色红主淋，二色请详分两颊。

两颐、金匮、风门：

吐虫青色滞颐黄，一色颐间两自详，

风门黑疝青惊水，纹青金匮主惊狂。

辨小儿五色受病症：

面黄青者，痛也。色红者，热也。色黄者，脾气弱也。色白者，寒也。色黑者，肾气败也。

哭者，病在肝也。汗者主心，笑者主脾而多痰，啼者主肺有风，睡者主肾有亏。

分补泄左右细详秘旨歌 （《幼科推拿秘书》）

补泄分明寒与热，左转补兮右转泻，

男女不同上下推，子前午后要分别。

寒者温之热者凉，虚者补之实者泻，

手足温和顺可言，冷厥四肢凶莫测。

十二经中看病源，穴真去病汤浇雪。

保婴赋 （《幼科推拿秘书》）

人禀天地，全而最灵，

原无夭札，善养则存。

始生为幼，三四为小，

七龀八龇，九童十稚。

惊痫疳癣，伤食中寒，

汤剂为难，推拿较易。

以其手足，联络脏腑，

内应外通，察识详备。

男左女右，为主看之，

先辨形色，次观虚实。

认定标本，手法祛之，

寒热温凉，取效指掌。

四十余穴，有阴有阳，

十三手法，至微至妙。

审症欲明，认穴欲确，

百治百灵，万不失一。

手法同异多寡宜忌辨明秘旨歌 (《幼科推拿秘书》)

小儿周身穴道，推拿左右相同，

三关六腑要通融，上下男女变通。

脾土男左为补，女补右转为功，

阴阳各别见天工，除此俱该同用。

急惊推拿宜泄，痰火一时相攻，

自内而外莫从容，攻去痰火有用。

慢惊推拿须补，自外而内相从，

一切补泄法皆同，男女关腑异弄。

法虽一定不易，变通总在人心，

本缓标急重与轻，虚实参乎病症。

初生轻指点穴，二三用力方凭，

五七十岁推渐深，医家次第神明。

一岁定须三百，二周六百何疑，

月家赤子轻为之，寒火多寡再议。

年逾二八长大，推拿费力支持，

七日十日病方离，虚诳医家谁治。

禁用三关手法，足热二便难通，

渴甚腮赤眼珠红，脉数气喘舌弄。

忌用六腑手法，泄青面㿠白容，

脉微呕吐腹膨空，足冷眼青休用。

小儿可下病症，实热面赤眼红，

腹膨胁满积难通，浮肿疟腮疼痛。

小便赤黄壮热，气喘食积宜攻，

遍身疥疮血淋漓，腹硬肚痛合用。

不可下有数症，囟陷肢冷无神，

不时自汗泄频频，气虚干呕难忍。

面白食不消化，虚疾潮热肠鸣，

毛焦神困脉微沉，烦躁鼻塞咳甚。

用汤时宜秘旨歌 （《幼科推拿秘书》）

春夏汤宜薄荷，秋冬又用木香，咳嗽痰吼加葱姜，麝尤通窍为良；加油少许皮润，四六分做留余，试病加减不难知，如此见功尤易。四季俱用葱姜煎汤，加以油麝少许推之。

推拿代药赋 （《幼科铁镜》）

前人忽略推拿，卓溪今来一赋。寒热温平，药之四性；推拿揉掐，性与药同。用推即是用药，不明何可乱推。推上三关，代却麻黄肉桂；退下六腑，替来滑石羚羊。水底捞月，便是黄连犀角；天河引水，还同芩柏连翘。大指脾面旋推，味似人参白术，泻之则为灶土石膏；大肠侧推虎口，何殊诃子炮姜，反之则为大黄枳实。涌泉右转不揉，朴硝何异；一推一揉右转，参术无差。食指泻肺，功并桑皮桔梗；旋推止嗽，效争五味冬花。精威拿紧，岂羡牛黄贝母；肺腧重揉，漫夸半夏南星。

黄蜂入洞，超出防风羌活；捧耳摇头，远过生地木香。五指节上轮揉，乃祛风之苍术；足拿大敦鞋带，实定掣之勾藤。后溪推上，不减猪苓泽泻；小指补肾，焉差杜仲地黄。涌泉左揉，类夫砂仁藿叶；重揉手背，同乎白芍川芎。脐风灯火十三，恩符再造；定惊元宵十五，不啻仙丹。病知表里虚实，推后重症能生；不谙推拿揉掐，乱用便添一死。代药五十八言，自古无人道及；虽无格致之功，却亦透宗之赋。

面部推拿次第歌 （《推拿捷径》）

第一先推是坎宫，次推攒竹法相同。

太阳穴与耳背骨，三四全凭运动工。

还有非推非运法，掐来以爪代针锋。

承浆为五颊车六，聪会太阳七八逢。

九至眉心均一掐，循循第十到人中。

再将两耳提三下，此是推拿不易功。

认虚实二症歌 （《小儿按摩经》）

实症：

两腮红赤便坚秘，小便黄色赤不止，

上气喘急脉息多，当行冷药方可治。

虚症：

面光白色粪多青，腹虚胀大呕吐频，

眼珠青色微沉细，此为冷痰热堪行。

看食指定症诀 （《幼科推拿秘书》）

虎口有三关，紫热红伤寒，青惊白是疳，黑即人中恶，黄者是脾端。三关者即风气命三关也。

《推拿三字经》注释

徐谦光——徐宗礼，字谦光。

奉萱堂——母亲患病不能服药，于是习练推拿。

药无缘——服药即吐，无法治疗。

推拿恙——患病的母亲接受推拿后不药而愈。按母亲之意，这样做是尽孝。

自推手——从此以推拿作为治病的手段。

辨诸恙——辨别疾病的性质、类型，然后决定使用的手法。

定真穴——找出有效的穴位。

画图彰——摸清人身上的穴位，并画出图表，以备记忆。

上疗亲——在上治疗亲属、朋友或高贵人的疾病。

下救郎——在下可解救贫民百姓的疾苦。

推求速——推大人速度要快，手法要重，速度快可以使气血循行加快，驱除外邪；推小儿速度也要快，但手法要轻柔。

惟重良——推拿就像采用其他良方一样，只要弄清什么病，辨明用什么穴，依法推拿，立刻见效。

独穴治——独穴是指一个穴位而言，推拿时间要长，速度要快。

有良方——良方是指推后立即见效。只要配穴适当，无不应手而愈。

大三万——16 岁以上为大，此时小儿血气旺盛，所以推拿次数要多，不能拘泥于死数。

小三千——5～10 岁为小，男则气血未强，女则天癸未至，发育还不成熟，所以推拿次数宜少。

婴三百——1 岁以内为婴儿，血气细弱，所以推拿次数更要减少。

加减良——人的身体有强弱之分，年龄大小不等，病情轻重有差异，临床推拿时要酌情施治方可取得良好效果。

分岁数——分清病人的年龄大小。

轻重当——依据病的轻重程度，施治要恰当。

从吾学——学习只要熟读，善于思考，即学业可成。

立验方——不断总结有效的穴位，确立有效的治病方法。

宜熟读——要认真读书，不熟读就不能灵活应用。

勿心慌——不宜粗心大意，应认真踏实，否则学不好推拿。

治急病——治疗急性病。

一穴良——只要认真推拿，有的病一个穴位就能治愈。

大数万——大人需推拿数万次。

立愈恙——只要选穴准确，病能立即痊愈。

幼婴者——1～3岁的小儿。

加减良——根据年龄的大小和病情的轻重，确定推拿次数的多少。

治缓症——多指病久不能自愈的外感、痨伤或内伤等症。

各穴量——选好穴位，认真操作，推数要足。

虚冷补——虚冷者为气亏，当用补法治疗。

热清当——热病当用泻法治疗。

大察脉——大人要察看脉象，分清色泽，要弄清何色与何脏腑有关。

理宜详——病因病理要详细分析。

浮沉者——浮脉主表证，轻手可得；沉脉主里证，重按可取。

表里恙——要辨别是表证还是里证。

迟数者——迟脉主寒证，一息三至；数脉主热证，一息六至。

冷热分——病有寒热之分。

辨内外——须辨明是由内因引起的还是外因引起的。

推无恙——只要辨明何病，分清表里，弄清寒热，推后立愈。

虚与实——通过脉象辨别疾病的虚实。

仔细详——脉的虚实，要仔细推详。

字廿七——脉有二十七种。

脉诀讲——治病虽讲脉诀，但也有脉与病不相符者，应细心体会。

明四字——弄清浮、沉、迟、数四种常见脉象。

治诸恙——多数疾病不外乎此四脉。

小婴儿——小儿之脉用指诊断，先明确是迟还是数。迟为寒，数属热。

看印堂——小儿脉短小，以看印堂为宜。

五色纹——即青、赤、黄、白、黑五种肤色。

细心详——印堂穴处用水洗干净，观察其肤色，分清红、白、黄、黑、青五色，以色确诊。

色红者——在两目之间、睛明之上出现红色，色紫者热较甚。

心肺恙——因肺与心相连，凡有红筋，多为心肺疾患引起。

俱热证——色红者都是热证。

清则良——热病用泻法，病速痊愈。

清何处——只要分清小儿印堂五色纹，便知病在何处，选用何穴。

心肺当——以清心、清肺为主。

退六腑——色紫者为热重，须加退六腑穴。

即去恙——即可退心、肺经之热证。

色青者——多指肝风引起（肝的本色）。

肝风张——若肤色青，则多由肝风内动或惊吓而引起。

清补宜——清补者必须辨明虚实，虚则补之，实则清之，虚实夹杂的要清补兼施。

自无恙——清补得宜，自能祛病。

平肝木——肝为将军之官，可平不可补。虚则补其母，即补肾达到补肝的目的。

补肾脏——补肾即补肝，肾为肝之母，古人言水生木即指此而言。

色黑者——色黑一般是风盛，指肾中有寒。

风肾寒——风入肾经，使肾的外在表现发黑，必是寒证。

揉二马——揉二马（上马）穴能补肾中水火，清除寒邪，使全身发热。

清补良——若上热下寒，必须清上温下。

列缺穴——诸风、诸惊，必须拿列缺穴，肾寒者久拿出汗，风邪自解。

亦相当——列缺穴能解寒，并能解痉止痛，是用之有效的穴位。

色白者——白色主肺，是肺的表现。

肺有痰——印堂色白者，多为肺中有痰。

揉二马——此穴属肾经，肾为肺之子，肾虚水泛为痰，先揉二马取热。

合阴阳——自阴池、阳池处向中间合推。

天河水——此穴能清上焦之热，重推可去痰。

立愈恙——痰涎壅盛先揉二马，再合阴阳，重推天河水，推之恰当，痰化可愈。

色黄者——印堂肤色黄者，为脾胃之症。

脾胃伤——小儿多指脾胃症状。印堂处发黄多是食积损伤脾胃。

若泻肚——如果小儿腹泻，多因脏腑功能未发育成熟，加之久泻损伤小儿正气，使肠胃失调而作泻。

推大肠——大肠与肺相表里，其穴在食指桡侧边缘。

一穴愈——推大肠一穴即愈，屡验有效。

来往忙——往返多次推拿，效果才佳。

言五色——指红、青、黄、白、黑五色。

兼脾良——脾为心之子，因小儿饮食不节，多损伤脾胃，所以治腹泻多加用补脾经。

曲大指——大指桡侧属脾，用补法时必须侧屈指向里推拿。

补脾方——脾为万物之母、后天之本。主治脾虚引起的消化道症状。

内推补——屈指向内推为补法。

外泻详——伸拇指向外推为泻法，来回推为清补法。

大便闭——是脾经有热所致。

外泻良——伸直大拇指，向外推为泻脾。

泻大肠——大肠与肺相表里，肠结是肺燥所致，肺燥大肠亦燥，必须用泻法以清热通大便。

立去恙——脾、肺为母子之脏，若燥，用泻法立愈。

兼补肾——肾为先天之本，在用上方的同时加用补肾。

愈无恙——用推法治愈者，一般无反复。

若腹痛——小儿腹痛多因寒邪或伤食所致。

窝风良——一窝风穴能治寒气。

数在万——一窝风穴专治寒邪，尤其治感寒腹痛，多揉则应手而愈。

立无恙——推后很快止痛病愈。

流清涕——鼻流清涕者，多因风寒而得。

风寒伤——因外感风寒而致病。

蜂入洞——用食、中二指轻入鼻孔，上下推揉之，为黄蜂入洞。

鼻孔强——鼻为肺之窍，左右旋揉。

若洗皂——以食、中两指分开在鼻翼两旁上下推揉，或屈两拇指，以拇指桡侧缘贴紧迎香穴做上下往返摩擦，局部热则止。

鼻两旁——洗皂穴的位置在鼻两旁。

向下推——屈食、中指或屈两拇指桡侧，由上向下推。

和五脏——调和五脏之气。

女不用——女子不用此穴。

八卦良——不用洗皂穴，用八卦穴代之，也能调和五脏之气。

若泻痢——如泻肚和痢疾。

推大肠——用推大肠一穴治之。

食指侧——食指桡侧面为大肠之真穴。

上节上——食指外侧由指根至指端第三节。

来回推——轻快柔和地来回推，其次数可根据病的轻重程度而变化。

数万良——病重者推的时间要长。

牙痛者——指阴虚火旺、虚火上炎所致的牙痛。

骨髓伤——肾精耗损，水不济火，虚火上炎。

揉二马——二马穴能补肾益精，滋阴降火。

补肾水——补肾水能滋水潜阳，治虚火上炎。

推二穴——若推二马和肾经穴不见效，反而痛甚者为实火，应重推六腑治愈为止。

数万良——少则不验，必须多推。

治伤寒——伤寒汗出而解，若感冒久治不愈则传里。

拿列缺——重拿列缺穴，令毛孔俱开。

出大汗——用力久拿，必出大汗，自头至足方为佳。

立无恙——寒邪随汗而出，表解病愈。

受惊吓——小儿受惊吓时先掐五指节，每节各掐揉 3～5 次。

拿此良——拿列缺穴即愈。

不醒事——昏迷不省人事。

亦此方——神志昏迷、目闭口紧者拿列缺穴必醒。

或感冒——指伤风、伤寒等一切外感之症。

急慢恙——急惊风和慢惊风等病。

非此穴——非拿列缺穴不可，故称"仙掌妙穴"。

不能良——一切邪入心包、闭窍昏迷、动风发搐诸症，非此穴不能愈。

凡出汗——推拿后出汗。

忌风扬——要忌风，以防风邪乘虚而入。

霍乱病——即上吐下泻病。此病有很强的传染性。

暑秋伤——发病于暑后秋前，因中暑气又中寒气所致。

若上吐——上吐者为阳霍乱，因受暑过重，胃气不降所致。

清胃良——清胃经对止吐有良效。

大指根——大鱼际的外侧缘（从手腕至大拇指根的桡侧赤白肉际处）。

震艮连——为八卦穴中的两个方位。

黄白皮——胃穴上为黄白色皮肤时，自艮向外推为清。

真穴详——赤白肉际处为胃之真穴。

凡吐者——凡是呕吐的病人都要从里向外推，不仅指霍乱病。

俱此方——病人呕吐是胃气上逆而不降，所以要清胃以降胃气。

向外推——凡治气逆可用泻法，以便使气下降，呕吐自止。反之使气上逆。

立愈恙——胃气下降而不止逆，呕吐可愈。

倘泻肚——泻肚者为肠胃不和或感受暑热寒邪所致。

仍大肠——仍来回清补大肠，利小便，腹泻即止，故能立愈。

吐并泻——吐泻病人可见于霍乱，此病多由于感受瘟疫所引起。

板门良——板门穴属胃经，此穴能健脾助运，止吐泻，通达上下之气。

揉数万——吐泻较重的患者，推拿次数应多。

进饮食——吐泻停止，病愈后则能进饮食。

亦称良——板门穴属胃经，不仅治上吐下泻，还能治心下痛（胃痛），故称良穴。

瘟疫者——瘟疫伤寒，两脉细而数，虽出汗而热不解。

肿脖项——指疟腮而言，耳垂下红肿疼痛，现称流行性腮腺炎。

上午重——上午热病重，属阳证。

六腑当——重推六腑，治愈为止。此穴大凉，犹如生石膏、羚羊之寒性。

下午重——下午病重，属阴证。

二马良——重揉二马，以愈为止。

兼六腑——兼退六腑穴，以泄热清腑解毒。

立消亡——只要用此穴，病很快治愈。

分男女——取穴时男女不一样。

左右手——男用左手，女用右手。

男六腑——男孩多用左手六腑，方法是向下推，此称退六腑。

女三关——女孩多用右三关穴，方法是向上推。

此二穴——指六腑与三关穴。

俱属凉——左六腑和右三关，男女相反而穴相同，只是有阴阳不同。

男女逆——男女不同。

左右详——男女阴阳有别，故左右手穴位也相反，应分清。

脱肛者——直肠脱出肛门，多为肺脾气虚，阴寒凝滞所致。

肺虚恙——因肺虚引起的疾病。

补脾土——中医认为，土生金，脾为肺之母，肺为脾之子，肺虚可以补脾，以培土生金，脾气足，肺气亦足。

二马良——二马为补肾滋阴要穴。若肺虚日久可影响到肾，金（肺）生水（肾），故掐揉二马以补肾可获显效。

补肾水——补肾水就是滋水补肾阴，肾阴足则水火相济，阴阳平衡，身体强壮。

推大肠——大肠为肺之腑，若肠虚而不能升提，下陷之气使直肠脱出肛门难愈。今用推补法，使肠健而肺气旺盛，肺气旺则能升提下陷之气，病则痊愈。

来回推——来回推大肠能固大肠而利小便，和血顺气，故能治疗脱肛、痢疾、腹泻等病症。

久去恙——此病恢复较慢，故推拿时间应该长。

或疹痘——一般说疹出于腑，痘出于脏。

肿脖项——疹痘结于项间，必须男推左六腑，女推右三关，以泻热解毒。

仍照上——依照上述治疗腮腺炎的方法治疗。

午别恙——根据上下午得病时间分辨阴阳。

诸疮肿——无论什么疮症皆有阴阳之分，治法也不同，阳证用寒穴，阴证用热穴，半阴半阳用清补法以平补平泻。

明此详——一定要辨别发病的时间，然后选择推拿的穴位和时间的长短。

虚喘嗽——这是肾虚咳嗽，咳声无力，呼多吸少，张口抬肩，动则咳喘甚。

二马良——掐揉二马（上马）穴能补肾、壮命门之火，故效果显著。

兼清肺——肺虚则必气逆，在治疗上必须兼以清肺经。

兼脾良——补脾土就是补肺虚，补二马的同时兼补脾则疗效显著。

小便闭——小便蓄于膀胱不能解，是由膀胱气化不利、温化失调所致。

清膀胱——应利尿洁腑，使小便通畅，选用清热利尿之穴。

补肾水——肾水得补而气壮，使温化作用加强。

清小肠——清小肠穴有清热利小便的作用。小肠为分清降浊的机关，浊者归大肠，清者归膀胱，分利有条，小便畅利。

食指侧——食指外侧（桡侧）是大肠穴，大肠为粪便排出的通道。

推大肠——直肠是大肠的末节，下连肛门，皆为大肠。

尤来回——小肠下口分别清浊水分，水液渗入膀胱，粪渣移入大肠，来回推能分别清浊。

轻重当——手法轻重要适当，力量均匀，推数一致。

倘生疮——若身体生疮。

辨阴阳——必须辨清是阴证还是阳证。

阴者补——阴证当用补法。

阳清当——阳证用清法方为恰当。

紫陷阴——凡生疮平塌，白色或紫而陷者，当为阴证。

红高阳——疮色红而焮肿，烦痛高起者，当为阳证。

虚歎者——虚歎者为冷寒所致，是阴毒盛而不能外越，寒极生热现象。

先补强——先补者为佳，使邪外出不盘踞于内。

诸疮症——各种疮症属纯阴或半阴者皆有，均以先补为佳。

兼清良——补中兼用清法，使阴邪外出。

疮初起——疮的初起，不分阴阳，大多为气滞血瘀。

揉患上——重揉疮顶之上。

左右旋——向左右各旋 100 ～ 300 次，不可偏数。但若脓血已成，不可旋揉之。

立消亡——疮顶肿硬立刻消失。

胸膈闷——肝在膈下，肺在膈上，胸肺相连，若五脏之气不调，则胸膈满闷不舒。

八卦详——运内八卦穴（顺时针操作）能宽胸利膈，除胸闷，和血顺气，调和五脏之气。

男女逆——运八卦穴男女有别，男左掌顺运，女右掌逆运。

左右手——男女分左右手，因阴阳不同，故穴位相反。

运八卦——男自左手小指侧（乾卦）开始往大鱼际侧运至兑卦为顺运；女用右手起，相反。

离宫轻——近中指根部属心穴（离卦），运八卦时不能推动中指根（离卦）。因离卦属心，小儿为纯阳之体，心火旺盛，推动后易动心火，损伤心气，故运至离宫（离卦）时宜轻轻带过。

痰壅喘——痰涎壅滞，气血不和则喘。

横纹上——重揉四横纹，和血顺气而喘止。

左右揉——顺时针和逆时针交替揉动。

久去恙——凡是虚证日久不能治愈者，推的次数必须要多，方可治愈。

治欬症——气虚为欬，血亏为痨，虽不咳却为痨症。

并痨伤——痨在五脏，故为五痨，往往和欬症相并出现。

欬弱者——欬症多为气血亏虚，力不足。

气血伤——辨气血之症，要看脉准不准，以观察其形体如何。

辨此症———般气亏作冷，血亏作热。

在衣裳——用衣裳辨别即知，不用多问。

人着夹——别人都穿着夹衣。

伊着棉——病人穿着棉衣仍觉寒冷为阳气虚，阳气虚故不耐寒冷。

亦咳嗽——伴咳嗽不愈者伤于痨症，又名亏痨，为气血双亏所致。

名七伤——此症指七情所伤。

补要多——歉者多有内伤，是饥饱、病后所伤，必须重用补法治疗。

清少良——以补多清少为佳。

人穿夹——正常人穿夹衣时，而病者穿单衣。

他穿单——病者虽穿单衣，还觉烦热。

名五痨——伴咳嗽无时，名为五痨，是血亏不能制气。

肾水伤——水停不能制火，故不觉寒冷，是伤于肾气。

分何脏——痨症有五种，须辨明何脏以及为哪种痨症。

清补良——必须多清少补，正好适合病情为好。

在学者——细心诊断，认真研究。

细心详——辨证准确、取穴精当就能治愈。

眼翻者——在急慢惊风时，两眼可上翻或斜视。

上下僵——上下左右翻而不动，两目直视。

揉二马——此穴大补肾中水火。

捣天心——小天心在大小鱼际交接处，用捣法治疗。

翻上者——两眼上视的病人。

捣下良——眼向上视，自小天心往手心方向捣之。

翻下者——两眼下视的病人。

捣上强——向上捣小天心。

左捣右——往左斜视者，向右捣之。

右捣左——往右斜视者，向左捣之。向两旁翻者，从两旁向天心捣之。

阳池穴——阳池穴又称膊阳池穴，在腕关节背侧横纹中（一窝风）后 3 寸处。

头痛良——头痛患儿要以指端揉之，治愈为止。

风头痛——风头痛者乃外感风寒所致。

蜂入洞——指黄蜂入洞。

左右旋——左右旋转，不必拘数。

立无恙——用此推法，立刻祛病。

天河水——天河水为通心穴。若心火旺盛，口舌生疮，烦躁弄舌，推此穴能清心泻火，因舌为心之苗。

口生疮——以心脾之火为多，故用天河水以清热泻火。

遍身热——脾生肉，心生火，手热者多系心脾火旺，故宜清心补脾。清天河水能清心火。

多推良——多推天河水穴为佳。

中气风——中气风为内伤，由外感风邪所致。

男女逆——逆推是指男用右手，女用左手。

右六腑——推手六腑能祛风开郁化痰。

男用良——男用此穴后立刻痊愈，而且不会反复。

左三关——左手三关穴属热性，祛风开郁化痰。

女用强——女逆用左三关方可有效。

独穴疗——凡言独穴而不可用二穴，多用则有害。

数三万——凡用独穴必须多推，数少则不验。

多穴推——如果病情重，应多选穴，但要分清穴位的主次，不可乱用。

约三万——对慢性病推的时间要长，次数应多。

遵此法——诸症遵此推法，无不见效，不可妄用其他穴位。

无不良——诸症无不见效。

遍身潮——遍身潮热，无皮肤滑腻感觉，是因汗脉未动。

分阴阳——用两大拇指从总筋向两侧分推，为分阴阳。

拿列缺——重拿列缺穴，即用拇、食二指相对用力拿住穴位。

汗出良——出汗即愈。

五经穴——即五指端纹，来回推，能运动五脏之气，治疗腹中疾病。

肚胀良——治疗腹胀效果好。

水入土——运水入土，土者为脾胃，水者为肾水。

不化谷——五谷不化推运水入土，使脾胃和，脾气不虚。

土入水——运土入水，使阴阳相济而止泻。

肝木旺——肝火旺盛往往损伤脾胃，影响脾胃的升降功能。运土入水可疏肝健脾止泻。

小腹寒——凡受风寒冷气者，则小腹疼痛。

外劳宫——此穴在手背，属热穴，能祛风散寒。

左右揉——在穴位上左右揉动。

久揉良——推揉的次数越多越好，直至小腹寒痛止。

嘴唇裂——脾开窍于口，其华在唇。脾伤则唇裂、肿痛或口内外生疮，此皆为脾症。

脾火伤——因脾火太盛而致。

眼胞肿——上眼皮肿属脾，下眼皮肿属胃，眼胞肿乃脾胃火盛。

脾胃恙——虽属脾胃之火，但也与肝肾有关。

清补脾——伸拇指来回推之。

俱去恙——以上病症均能治愈。

向内补——向内推为补，治虚证。

向外清——向外推为清，治实证。

来回推——来回用力推之，可和血顺气，虚实皆治。

清补双——平补平泻，用于虚实夹杂证。

天门口——此指天门入虎口穴。用大指面自命关处推向虎口后，再用大指端掐揉虎口。

顺气血——天门入虎口则顺气和血，使气血畅通。

五指节——此穴舒筋和血通络，主治惊风抽搐、惊吓。

惊吓伤——小儿伤于肝胆则见惊吓，伤脾久者则出现腹泻。

不计次——不必计算次数和顺序。

揉必良——掐揉之均能取得良效。

腹痞积——小儿腹内有痞积之症，或左或右，或软或硬，均属此例。

时摄良——每天按时推拿，则气滞得消。

一百日——坚持治疗 100 天。

即无恙——只要坚持就一定能治愈。

上有火——上有火者，下焦必寒。

下有寒——下有寒者，上焦必热。

外劳宫——此穴位于手背，属大热穴，揉之能祛风散寒。

下寒凉——下部有寒证，推拿此穴能温下元，去虚寒。

六腑穴——左手六腑穴属大凉穴，推之能去上焦之火。

去火良——若上火下寒，必兼推此穴。

左三关——左手三关穴，也属大热穴。

去寒恙——推上三关，能去上焦之寒。

右六腑——右手六腑穴。

亦去恙——也能治疗疾病。

虚补母——如肺虚可补脾，脾为肺之母，肺为脾之子。

实泻子——实症可泻其子，如脾热可泻肺经。

曰五行——按照五行学说，用五行配五脏来说明人体生理病理及其与外在环境的相互关系，从而辨证施治。

生克当——正常情况下，五行相生相克是有一定规律的。

生我母——生我者为母，指五行的相互生理关系。

我生子——我生者为子，如金生水。

穴不误——根据五行相生相克的规律，准确辨证，选穴精当无误。

治无恙——只要选穴正确就一定有疗效。

古推书——古代的推拿书。

身首足——是经过在人体各个部位反复实践得出的结论。

执治婴——推拿以小儿为最多。

无老方——没有固定的穴位、方法，应以辨证取穴，灵活运用。

皆气血——人体皆为气血。

何两样——无男女老幼之分。

数多寡——根据患者的年龄，决定推拿次数的多少。

轻重当——手法的轻重要恰当。

吾载穴——我记载的穴位与古人的不同，大多数是以独穴为主。

不相商——经验多，验之有效。

少老女——凡男女老少均可推用。

无不当——无论男女老幼，凡疾病皆可用推拿治疗。

遵古推——遵照古书的推法。

男女分——古代推法，男女分左右手。

俱左手——我主张男女俱推左手。

男女同——穴位治疗没有差别，作用一样。

予尝试——我曾经实践过。

并去恙——都一样能祛病。

凡学者——希望学推拿者，细心研究，精心体会。

意会方——弄清实质，掌握各穴功能，运用时变化无穷，得心应手。

加减推——选穴时必须分清寒热虚实，当加则加，当减则减。

身歉壮——根据人身气血强弱、病症虚实，决定手法轻重和取穴次数的多少。

病新久——病有新久、轻重之分，症有虚实，要辨证论治，取穴精当。

细思想——要细心考虑，详细辨证。

推应症——所推之穴要与症相符，才能取得良效。

无苦恙——推拿无痛苦，也无副作用。

传后世——将此推拿法留传于后世。

救人良——为了解除病人的疾苦，拯救患者的性命，为后人做了件好事。

附　录

●附录1

小儿推拿常用穴位表

附表1列出了小儿常用穴位的位置、推拿法、操作方向、功用、主治等，以便于读者学习掌握。

附表1　小儿常用穴位

分类	穴名	位置	推拿法	操作方向	功用	主治
头面部穴位	攒竹（天门）	两眉中间（印堂）至前发际成一直线	推攒竹（开天门）	自下向上	发汗解表，镇惊安神，止头痛	头痛、感冒、发热、烦躁不安、无汗等
	坎宫（眉弓）	自眉头起，沿眉弓上缘向眉梢成一横线	推坎宫（推眉弓）	自印堂向两侧分推	发汗解表，醒脑明目，止头痛	感冒、头痛、头晕、目赤痛等
	太阳	在眉梢与目外眦之间，向外约1横指处凹陷中	运太阳（泻）	向耳后转	解表止头痛	感冒、头痛等
			运太阳（补）	向眼前转	固表止头痛	感冒、自汗、头痛
	耳后高骨	在耳后乳突骨下凹陷处	运耳后高骨	旋转	发汗解表，镇惊除烦	感冒、头痛、烦躁不安、惊风等
	人中	在人中沟正中处	掐人中	垂直	开窍醒神	惊风、昏迷等
	百会	在后发际正中直上7寸，从两耳尖直上，头正中线取之	揉、按百会	旋转、垂直	升阳举陷，安神镇静，止头痛	遗尿、脱肛、夜寐不安、头痛眩晕等
	天柱骨	在颈后，自风府至大椎成一直线	推天柱骨	自上向下	止呕吐，散风寒	呕吐、恶心、项强、落枕、咽痛等
	风池	在枕骨下缘，胸锁乳突肌与斜方肌中间凹陷处	拿风池，掐风池	左穴对右眼、右穴对左眼方向用力	发汗解表，止头痛	感冒、头痛、项僵、无汗等

分类	穴名	位置	推拿法	操作方向	功用	主治
头面部穴位	印堂	在两眉正中处	掐印堂	垂直	清脑，止头痛	感冒、头痛、惊风等
	囟门	在前发际正中直上2寸，百会前骨陷中	推囟门	囟门未闭者沿其边缘由下而上	镇惊，安神，通窍	头痛、鼻塞、头晕、惊风等
	山根	在两目内眦正中处	掐山根	垂直	定惊，开窍，安神	惊风、抽搐、昏迷等
	准头	在鼻尖中央	揉准头	旋转	通鼻窍，开窍，安神	惊风、抽搐、昏迷等
	牙关（颊车）	在耳下，咬牙时咬肌隆起处	按牙关	垂直	开窍，通络，止牙痛	牙关紧闭、口眼歪斜、牙痛等
	迎香	在鼻翼外缘0.5寸鼻唇沟中	揉迎香	旋转	宣肺气，通鼻窍	鼻塞、流涕、急慢性鼻炎、口眼歪斜等
	承浆	在下嘴唇下，正中凹陷处	掐承浆	垂直	祛风开窍，通络醒神	惊风、口眼歪斜、抽搐、面瘫、三叉神经痛等
	耳门（耳风门）	在耳屏上切迹的前方，张口凹陷处	揉耳门	旋转	镇惊开窍，聪耳，止牙痛	惊风抽搐、耳聋耳鸣、口眼歪斜、牙痛等
	桥弓	在颈部两侧，沿胸锁乳突肌成一线	抹桥弓	自上而下	舒筋活络，调和气血，平肝潜阳，降低血压，平喘	肌性斜颈、颈项强痛、高血压、惊风、哮喘等
胸腹部穴位	天突	在胸骨上窝正中凹陷处	按天突	向后下方	降逆平喘，理气化痰，止呕吐	咳喘胸闷、痰壅气急、恶心呕吐等
	膻中	在胸骨中线上，两乳之间	推揉膻中	先分推，然后揉	宽胸理气，宣肺止咳，化痰	胸闷、咳嗽、气喘、胸痛、呕吐等
	乳旁	乳头外旁开0.2寸	揉乳旁	旋转	宽胸理气，止咳化痰	胸闷咳嗽、痰鸣呕吐等

（续表）

分类	穴名	位置	推拿法	操作方向	功用	主治
胸腹部穴位	乳根	在乳下0.2寸	揉乳根	旋转	宣肺止咳，理气化痰	喘咳、胸闷、痰鸣等
	中脘	在肚脐正中直上4寸处	揉中脘	旋转	健脾开胃，消食和中	腹胀、食积、腹痛、呕吐、腹泻、食欲不振等
	腹	腹部	分推腹阴阳	自中脘至脐两旁，分向推动	降逆止呕吐，和胃消食	伤食呕吐、腹胀厌食等
			摩腹	环转	健脾和胃，止吐泻	腹泻、呕吐、便秘等
	胁肋	在腋下两胁至天枢处	搓摩胁肋	自上而下	顺气化痰，除胸闷，开积聚	胸闷、腹胀、痰喘气急、疳积、胁痛、肝脾肿大等
	天枢	在肚脐旁开2寸处	揉天枢	旋转	疏调大肠，理气消滞	便秘、腹胀、腹痛、腹泻、食积等
	神阙（脐）	肚脐	揉肚脐	旋转	温阳散寒，益气血，健脾胃，消食导滞	腹泻、便秘、腹痛、疳积等
	丹田	在小腹部，脐下2.5寸	按丹田	内下方	强肾固本，温补下元，泌别清浊	小腹胀痛、尿潴留、小便短赤、遗尿等
			摩丹田	旋转		
	肚角	在脐下2寸（石门）旁开2寸大筋处	拿肚角	向外	止腹痛	腹痛、泻痢等
	气海	在腹正中线脐下1.5寸	揉气海	旋转	散寒，止腹痛	虚寒腹痛、腹泻、遗尿、脱肛、疝气等
	关元	在腹正中线脐下3寸	揉关元	旋转	温肾壮阳，培补元气	虚寒腹痛、腹泻、遗尿等

分类	穴名	位置	推拿法	操作方向	功用	主治
腰背部穴位	肩井	在大椎与肩峰连线的中点	拿肩井	向后上方	宣通气血，通经活络	感冒、颈项强痛、上肢痹痛等
	大椎	在第7颈椎棘突下	揉大椎	旋转	清热解表，通经活络	发热、感冒、项强、咳嗽等
			挤捏大椎	自两侧向中间挤		
	风门	第2胸椎棘突下旁开1.5寸	揉风门	旋转	疏风解表，宣肺止咳	风寒感冒、咳嗽、项强等
	肺腧	第3胸椎棘突下旁开1.5寸	揉肺腧	旋转	调肺气，补虚损，止咳嗽	咳嗽气喘、痰鸣胸闷、久咳不愈、胸痛等
			分推肩胛骨	由上而下		
	脾腧	第11胸椎棘突下旁开1.5寸	揉脾腧	旋转	健脾胃，助运化，祛水湿	脾虚厌食、腹泻、疳积、慢惊风等
	胃腧	第12胸椎棘突下旁开1.5寸	揉胃腧	旋转	和胃健脾，理中降逆	胃脘痛、呕吐腹胀、消化不良等
	肾腧	第2腰椎棘突下旁开1.5寸	揉肾腧	旋转	滋肾壮阳，补益肾气	肾虚腹泻、遗尿、气喘、便秘等
	腰腧	第3腰椎棘突下旁开3.5寸凹陷中	揉腰腧	旋转	通经活络	腰痛、下肢瘫痪等
	脊柱	大椎至长强成一直线	捏脊	自下向上	培元气，补虚损，强壮身体	疳积、腹泻、食积、腹痛、便秘、呕恶等
			推脊	自上向下	清热	发热
	七节骨	第4腰椎至尾骨端成一直线	推上七节骨	自下向上	温阳止泻	腹泻、痢疾、脱肛等
			推下七节骨	自上向下	泄热通便	便秘、痢疾等
	龟尾	在尾椎骨端	揉龟尾	旋转	调理大肠	腹泻、便秘、脱肛等

附录

173

（续表）

分类	穴名	位置	推拿法	操作方向	功用	主治
上肢部穴位	脾经	在拇指桡侧边缘，指尖至指根成一线	补脾经	自指尖向指根	健脾胃，补气血	腹泻、便秘、厌食、体虚、疳积等
			清脾经	自指根向指尖	清热利湿，化痰涎	呕吐、便秘、黄疸、痢疾等
			清补脾经	来回用力	和胃消食，增食欲	食积、腹胀、呕吐等
	肝经	在食指末节罗纹面	清肝经	向指尖推	平肝泻火，解郁除烦，熄风镇惊	惊风抽搐、烦躁不安、目赤肿痛、口苦等
	心经	在中指末节罗纹面	清心经	向指尖	清热，退心火	发热面赤、口舌生疮、小便短赤等
			补心经	向指根	养心安神	气血虚弱、心烦不安。本法较少用
	肺经	在无名指末节罗纹面	清肺经	自指根向指尖	宣肺清热，止咳化痰	感冒发热、咳嗽、气喘、痰鸣等
			补肺经	向指根方向	补益肺气	肺气虚损、面白、自汗畏寒、咳喘等
	肾经	在小指掌面稍偏尺侧，自小指尖直至掌根成一线	补肾经	自掌根向指尖	滋肾壮阳，强健筋骨	先天不足、久病体虚、遗尿泄泻、咳喘等
			清肾经	自指尖向掌根	清利下焦湿热	膀胱蕴热、小便短赤等
	大肠	在食指桡侧缘，自指尖至虎口成一直线	补大肠	自指尖向指根	温中止泻，涩肠固脱	虚寒腹泻、痢疾、脱肛等
			清大肠	自指根向指尖	清热利湿，通大便	大便秘结、赤白痢疾等

分类	穴名	位置	推拿法	操作方向	功用	主治
上肢部穴位	小肠	在小指尺侧边缘，自指尖至指根成一直线	清小肠	自指根向指尖	清热利尿，泌别清浊	小便短赤、水泻等
			补小肠	自指尖向指根	滋阴补虚，利小便	阴虚火旺、小便短赤等
	肾顶	在小指顶端	揉肾顶	旋转	收敛元气，固表止汗	自汗、盗汗、解颅、大汗淋漓不止等
	肾纹	在手掌面，小指第2指间关节横纹处	揉肾纹	旋转	祛风明目，散瘀结，清热	目赤肿痛、鹅口疮、热毒内陷等
	掌小横纹	在掌面小指根下，尺侧掌纹头	揉掌小横纹	旋转	清热散结，宽胸宣肺，化痰止咳	痰热咳喘、口舌生疮、肺炎、百日咳等
	小横纹	在掌面食、中、无名、小指的掌指关节横纹处	推小横纹	依次来回用力推	退热、消胀、散结	唇裂、口疮、发热、烦躁、腹胀等
	四横纹	在掌面食、中、无名、小指的第1指间关节横纹处	掐揉四横纹	依次掐揉	和气血，退热除烦	气血不和、疳积、腹胀腹痛、消化不良、惊风、气喘等
			推四横纹	来回推之		
	运土入水	自脾经沿掌缘至肾经，呈弧线形	运土入水	自脾经向肾经	清脾胃湿热，利尿止泻	腹胀、便秘、痢疾、腹泻等
			运水入土	自肾经向脾经	健脾助运，润燥通便	身弱腹胀、食欲不振等
	胃经	在大鱼际肌桡侧，赤白肉际处	清胃经	自掌根向指根	清脾胃湿热，和胃降逆	恶心呕吐、腹胀、口臭、便秘、食欲不振等

（续表）

分类	穴名	位置	推拿法	操作方向	功用	主治
上肢部穴位	板门	在手掌大鱼际平面	运板门（揉板门）	旋转	健脾和胃，消食化滞	乳食停积、腹胀腹泻、食欲不振等
			板门推向横纹	自拇指根向掌根	止泻	泄泻
			横纹椎向板门	自掌根向拇指根	止呕吐	呕吐、恶心
			清板门	来回用力	清胃热	口疮、牙龈肿痛等
	内劳宫	在掌心中，屈指当中指尖的中点处	揉内劳宫（运内劳宫）	旋转	清热除烦，熄风凉血	发热、五心烦热、口舌生疮、烦渴、齿龈糜烂等
	内八卦	在手掌，以内劳宫穴为圆心，以内劳宫至中指根内 2/3 处为半径画一圆，八卦穴即分布在此圆上。坎穴对小天心，离穴对中指根，震穴在桡侧半圆的中点，兑穴在尺侧半圆的中点，再于每两穴之间按顺序排好乾、艮、巽、坤	运八卦（顺运八卦）	自乾穴顺运向兑穴	宽胸理气，止咳化痰，行滞消食	咳嗽、气喘、胸闷、腹胀、食欲不振、腹痛、腹泻等
			逆运八卦	自兑穴逆运向乾穴	降胃气，止呕吐，平喘	气喘咳嗽、恶心呕吐等
	小天心（鱼际交）	在掌面大小鱼际交接处凹陷中	掐揉小天心	垂直掐，旋转揉	清心热，镇惊，利尿，明目	心经火热、口舌生疮、目赤肿痛、小便短赤、夜啼、惊风等
			捣小天心	垂直方向		
	总筋	在掌后腕横纹的中点	揉总筋	旋转	清心热，散结	心经热、口舌生疮、夜啼、潮热等

分类	穴名	位置	推拿法	操作方向	功用	主治
上肢部穴位	大横纹	仰掌，在掌后横纹。近拇指侧为阳池，近小指侧为阴池	分阴阳（分推大横纹）	向两侧分	平衡阴阳，调和气血，行滞消食	寒热往来、乳食停滞、腹胀腹泻、呕吐、痢疾等
			合阴阳	从两侧向中点	行痰散结	痰结喘嗽、胸闷等
	十宣	在十指尖端指甲内赤白肉际处	掐十宣	垂直	清热，醒神，开窍	高热惊风、抽搐昏迷、两目上视、烦躁不安等
	二扇门	在手背中指根本节两侧凹陷处	掐揉二扇门	垂直掐，旋转揉	发汗透表，退热平喘	伤风感冒、发热无汗、痰喘气粗、口眼歪斜、急惊风等
	二人上马（上马、二马）	在手背无名指与小指的掌指关节后凹陷中	揉二马	旋转	滋阴补肾，顺气散结，利尿通淋	虚热咳喘、小便短赤、遗尿、脱肛、睡时磨牙等
	外劳宫	在手背中，与内劳宫相对处	掐外劳，揉外劳宫	垂直掐，旋转揉	温阳散寒，升阳举陷，兼能发汗解表	风寒感冒、鼻塞流涕、腹痛肠鸣、遗尿、脱肛等
	五指节	在手指背面，拇、食、中、无名、小指的第1指间关节处	掐、揉五指节	垂直掐，旋转揉	祛风痰，通官窍，安神镇惊	胸闷、惊风、惊惕不安、风痰咳喘等
	威灵	在手背2、3掌骨歧缝间	掐威灵	垂直	开窍醒神	惊风抽搐、昏迷不醒等
	精宁	在手背4、5掌骨歧缝间	掐精宁	垂直	行气，破结，化痰	痰食积聚、气吼痰鸣、急惊昏厥等
	左端正	在中指甲根桡侧，旁开1分处	揉左端正	旋转	升提中气，止泻	水泻、痢疾等

（续表）

分类	穴名	位置	推拿法	操作方向	功用	主治
上肢部穴位	右端正	在中指甲根尺侧，旁开1分处	揉右端正	旋转	降胃气，止呕吐	恶心呕吐、鼻衄等
	合谷	在手背第1、2掌骨之间，近第2掌骨中点的桡侧	按揉合谷	垂直按、旋转揉	清热，通络，止痛	发热无汗、头痛、项强、面瘫、牙痛、口疮等
	外八卦	在手背外劳宫周围，与内八卦相对处	运外八卦	旋转	宽胸理气，通滞散结	胸闷、腹胀、便秘等
	少商	在拇指桡侧缘，距指甲约0.1寸	掐少商	垂直	清热利咽，开窍	发热、咽喉肿痛、昏迷、窒息、口疮等
	商阳	在食指桡侧缘，距指甲角约0.1寸	掐商阳	垂直	清热利咽	发热、咽喉肿痛、耳聋、面肿等
	中冲	在中指尖端处	掐中冲	垂直	清热，通络，开窍	发热烦闷、五心烦热、口疮、弄舌等
	关冲	在无名指尺侧端，距指甲角后约0.1寸	掐关冲	垂直	清热止痛，利咽喉	发热头痛、咽喉肿痛、结膜炎等
	少泽	在小指尺侧，距指甲角约0.1寸	掐少泽	垂直	退热，止惊，通络	身热无汗、瘰疬、乳痈、头痛、口疮等
	一窝风	在手背腕横纹正中凹陷处	揉一窝风	旋转	温中行气，止痹痛，利关节	腹痛肠鸣、关节痹痛、风寒感冒等
	膊阳池	在手背一窝风后3寸处	掐膊阳池，揉膊阳池	垂直掐、旋转揉	止头痛，通大便，利小便	大便闭结、小便短赤、感冒头痛等
	曲池	屈肘，在肘窝桡侧横纹头至肱骨外上髁中点	掐、揉曲池	垂直掐、旋转揉	解表退热，利咽喉	风热感冒、咽喉肿痛、上肢痿软、抽搐、咳喘、呕吐、泄泻等

分类	穴名	位置	推拿法	操作方向	功用	主治
上肢部穴位	洪池	在肘关节内侧，肘横纹中点	摇洪池	环转	调和气血，通调经络	气血不和、关节痹痛等
	肘肘	在肘关节鹰嘴突处	摇肘肘	环转	通经活血，顺气生血，化痰	气血不和、痹痛、痞块、痰嗽、急惊等
	拇腮	在拇指背，距指甲根中点约1分处	掐拇腮，揉拇腮	垂直掐，旋转揉	降逆止呕	胃气上逆、恶心呕吐等
	皮罢（肝记）	在拇指尺侧，大指甲根旁开约1分处	掐皮罢	垂直	降气平喘，醒神	哮喘、昏迷、抽搐等
	甘载	在手背合谷后，第1、2掌骨交接处凹陷中	掐甘载	垂直	开窍醒神	昏厥、不省人事、惊风抽搐等
	三关	在前臂桡侧，阳池至曲池成一直线	推三关	自腕推向肘	温阳散寒，益气活血，兼发汗解表	腹痛腹泻、畏寒、四肢乏力、病后体虚、风寒感冒等虚、寒症
	天河水（河水）	在前臂内侧正中，自腕横纹至肘横纹成一直线	清天河水（推河水）	自腕推向肘	清热解表，泻心火，除烦躁，润燥结	外感发热、内热、潮热、烦躁不安、口渴、弄舌、口舌生疮、惊风、咽痛、咳喘、夜啼等
	六腑	在前臂尺侧缘，腕横纹至肘横纹成一直线	推六腑（退六腑）	自肘向腕	清热，凉血，解毒	高热、烦渴、口渴、惊风、鹅口疮、咽痛、重舌、疟腮、便秘、热痢等
下肢部穴位	箕门	大腿内侧膝盖上缘至腹股沟成一直线	推箕门	自膝向大腿根部	利小便	小便短赤不利、尿潴留、水泻等

（续表）

分类	穴名	位置	推拿法	操作方向	功用	主治
下肢部穴位	膝眼	在膝盖骨之下两旁凹陷中	拿膝眼	内下相对	止惊，通络	惊风抽搐、下肢痿软、膝部疼痛、屈伸不利等
	百虫窝（血海）	在膝上内侧肌肉丰厚处（髌骨内上缘2.5寸处）	拿膝眼	内下相对	止惊，通络	惊风抽搐、下肢痿软、膝部疼痛、屈伸不利等
	三阴交	在内踝上3寸处	揉三阴交	旋转	疏利下焦，通调水道，活经络，利湿热，健脾助运	癃闭，遗尿，小便频数、短赤不利、下肢痹痛、消化不良等
	解溪	在踝关节横纹中点，两筋之间凹陷处	揉解溪	旋转	舒筋活络，解痉，止吐泻	踝关节伤筋、踝关节屈伸不利及吐泻等
	足三里	在外膝眼下3寸，距胫骨前嵴1横指	掐前承山，揉前承山	垂直掐，旋转揉	止惊，舒筋通络	急惊、抽搐、角弓反张、腓肠肌痉挛、关节疼痛等
	前承山（条口）	在外膝眼下8寸（上巨虚下2寸），距胫骨前嵴1横指	掐前承山，揉前承山	垂直掐，旋转揉	止惊，舒筋通络	急惊、抽搐、角弓反张、腓肠肌痉挛、关节疼痛等
	后承山	在腓肠肌腹（腿肚）下凹陷中（人字纹处），与前承山相对	揉承山，拿承山	旋转对称	止抽搐，通经络	惊风抽搐、腿痛转筋、下肢痿软、腰痛麻痹、腹泻便秘等
	委中	在腘窝中央，两大筋中间	按揉委中	旋转	通络，泻热，止抽搐	腰膝痛、背痛、惊风抽搐、下肢痿软、痹痛等
	昆仑	在外踝后缘与跟腱内侧的中间凹陷处	掐昆仑，按揉昆仑	垂直掐，旋转按揉	止惊，通络	惊风抽搐、项强及踝部疼痛等
	涌泉	屈趾，在足掌心前正中凹陷处	推涌泉，揉涌泉	向趾尖推，旋转	引火归元，退虚热	五心烦热、烦躁不安、呕吐、腹泻等
	仆参	在足跟外踝下凹陷中	拿仆参	对称	醒神开窍	昏厥、惊风抽搐等

小儿推拿复合手法（十三大手法）表

附表2　小儿推拿复合手法（十三大手法）

名　称	方　法	功　用
打马过天河	施术者左手握患儿手，以右手拇指运内劳宫。然后以食、中指顶端，自总筋、内关、间使，循河水穴一起一落打至洪池为1次	退热，活络
黄蜂入洞	施术者以左手扶患儿头，右手食、中二指轻揉患儿两鼻孔下	通气，散风寒
水底捞月	施术者以左手持患儿四指，右手拇指自患儿小指尖起，经鱼际交推运至内劳宫	退热
按弦走搓摩	施术者以两手掌从患儿两胁摩至肚角处	顺气，化痰，消积
猿猴摘果	施术者以食、中二指夹住患儿两耳尖向上提，再捏其两耳垂向下扯	定惊，祛寒
摇肘肘	施术者先以左手拇、食、中三指托患儿肘肘，再以右手拇、食两指插入患儿虎口，中指按在患儿小鱼际处，然后屈患儿手上下摇动	顺气血，通经络
飞经走气	施术者用右手握住患儿左手四指，以左手四指从患儿曲池起，按之、跳之，到总筋处数次；再以左拇、中二指拿住患儿的阴池、阳池二穴不动，然后右手将患儿左手四指向上向外，一屈一伸连续搓动	行气，清肺化痰
二龙戏珠	施术者以左手握患儿手，使其掌心向上，以右手食、中指自患儿总筋起，交互向前点按至曲池	镇惊定抽，调和气血
苍龙摆尾	施术者以左手托患儿肘肘，右手握住患儿食、中、无名、小指，做左右摆动	退热，开胸，通便
揉脐及龟尾并擦七节骨	先让患儿仰卧，施术者一手揉其脐，一手揉其龟尾；再让患儿俯卧，推其七节骨	止泻痢
赤凤点头	施术者以左手托患儿肘肘，右手捏提患儿中指，上下摆动	消膨胀，定喘息，通关顺气
凤凰展翅	施术者以食、中指固定患儿腕部，以两拇指掐其精宁、威灵，上下摆动其前臂	舒喘胀，除噎，定惊
按肩井（总收法）	施术者以左手中指掐按患儿肩井，右手拇、食、中指拿患儿食指和无名指，使其伸直摆动	通行一身之气血

● 附录3

小儿常用穴位作用归类总结表

为了便于读者学习和临床辨证应用，现把小儿常用穴位的推拿法分类归纳如下，见附表3。

附表3　小儿常用穴位作用归类总结

分类	推拿法
解表类	开天门（推攒竹）、推坎宫、运太阳（泻）、运耳后高骨、黄蜂入洞、掐风池、挤捏大椎、揉大椎、揉迎香、推三关、拿肩井、清天河水、掐揉二扇门、凤凰展翅等
清热类	清肝经、清心经、清脾经、清肾经、清大肠、清小肠、清胃经、清天河水、退六腑、掐揉小天心、掐揉内劳宫、清板门、打马过天河、水底捞月、掐四横纹、推小横纹、揉掌小横纹、揉肾纹、推脊、推涌泉、掐十宣、掐商阳、掐关冲、揉曲池、苍龙摆尾、运土入水等
补益类	补脾经、补心经、补肺经、补肾经、补大肠、补小肠、揉二人上马、揉丹田、揉肾腧、推三关、摩腹（补）、揉肚脐（补）、捏脊、揉中脘、揉足三里、揉肺腧、揉脾腧、揉胃腧、运水入土等
温阳散寒类	掐揉二扇门、揉一窝风、揉外劳宫、摩肚脐（补）、推三关、揉丹田、揉二人上马等
消食化滞类	清补脾经、揉板门（运板门）、顺运内八卦、分手阴阳、摩中脘、分腹阴阳、揉足三里、揉脾腧、揉天枢、猿猴摘果等
止泻类	推上七节骨、补大肠、板门推向横纹、运土入水、向上推按后承山、掐左端正、揉龟尾、捏脊、揉脐及龟尾并擦七节骨、摩肚脐、揉天枢、拿肚角、揉足三里、右揉涌泉等
止腹痛类	揉一窝风、拿肚角、拿后承山、按中脘、按足三里、按脾腧、按胃腧、摩腹等
通大便类	清大肠，掐、揉膊阳池，向下推按后承山，揉、摩肚脐（泻），推下七节骨，揉龟尾，运手背八穴（外八卦）等

分类	推拿法
止呕吐类	推天柱骨、横纹推向板门、分腹阴阳、掐揉右端正、左揉涌泉、逆运内八卦、清胃经、掐拇腮、按弦走搓摩、推中脘、揉天突等
利小便类	推箕门、清小肠、推按丹田、揉小天心、清肾经、揉脾阳池等
止咳化痰平喘类	推揉膻中，揉乳根，揉乳旁，揉肺腧，清肺经，顺运内八卦，揉、按天突，挤捏天突，掐皮罢，按弦走搓摩，揉掌小横纹，推小横纹，合推大横纹，分推肩胛骨，开璇玑，赤凤点头，飞经走气，抹桥弓等
理气类	顺运内八卦、顺时针摩腹、推揉膻中、搓摩胁肋、按揉足三里、擦胸背法等
镇惊安神类	开天门，推坎宫，掐山根，掐印堂，揉囟门，按揉百会，捣、揉小天心，掐、揉五指节，清肝经，清心经，猿猴摘果，二龙戏珠等
醒神开窍类	掐人中、掐山根、掐十宣、掐老龙、掐精宁、掐威灵、按合谷、拿仆参、掐甘载、掐少商、掐中冲等
通鼻窍类	揉迎香、黄蜂入洞、推囟门、揉准头、拿风池、清肺经等
止抽搐类	按牙关，掐承浆，拿百虫窝，按、拿委中，拿前承山，拿后承山，拿曲池等
固表止汗类	揉肾顶、运太阳(补)等
通经活络、调气血类	掐、揉四横纹，按、摇洪池，摇肘肘，揉一窝风，按肩井，天门入虎口等